病いと癒しの人間史

Human History of Healing and Disease

ペストからエボラウイルスまで

岡田晴恵

Harue Okada

日本評論社

病いと癒しの人間史

もくじ

第Ⅰ部　パラケルススの黒い森……1

第Ⅱ部 クリスマス・キャロルのロンドン社会……131

第Ⅰ部

パラケルススの黒い森

1. 宿という名の病院

パリを経由するフライトをすることが多い。時には1日ほどこの地に留まる。セーヌ河のシテ島にあるノートル・ダム寺院のそばのオテル・ディユ（Hotel Dieu）でひとときを過ごしたいからである。オテル・ディユは、神の宿という意味である。宿といっても、ここはホテルではない。ヨーロッパ最古の近代病院とされるパリ市立病院である。

中世の頃、医療の中心は修道院であった。中世はさまざまな疫病が絶えまなく人々を苦しめた時代である。そのたびに病んだ民衆を受け入れた修道院は、医療機関としての重みを増していったのであろう。当時、修道院には薬草園があり、調剤室では修道女が薬草をすりつぶし、医師の部屋では僧医が居て、当時唯一の治療とされた瀉血（しゃけつ）（人の体から血液を体外に抜くという治療法。中世ヨーロッパ等で、さかんに行われていた）を瀉血女医（修道女）が施していた。

オテル・ディユも教会の付属宿舎に始まっている。もともとは巡礼者に宿を提供し、一方で孤児院や生活困窮者の収容所を兼ねた救済施設でもあった。その始まりは7世紀にまでさかのぼり、ノートル・ダム寺院の建立が12世紀であるのでそれよりも古い（立川昭二『死の風景』）。

オテル・ディユはいつも満員だった。1つのベッドに数名が横たわり、大部屋には床に藁が敷かれて800人が収容されていたという。そのおおぜいの病人らを修道女が、懸命に看病していた。

多くの患者が1つの部屋に詰め込まれていたので、ひとたび感染症が入り込めば、すぐに猖獗（しょうけつ）を極める。部屋には悪臭が漂い、伝染病が流行すれば、それが死臭に換わるような事もあったであろう。平均して入院患者の2割が死亡していた。1656年、ルイ14世の勅令により、ようやくにオテル・ディユは病院に特化した施設となった。

ノートル・ダム寺院の前の広場を横切り、オテル・ディユとある病院の玄関を抜けると、鮮やかな夏の花の咲く中庭があった。中世の薬草園の名残を感じさせる植え込みには、私

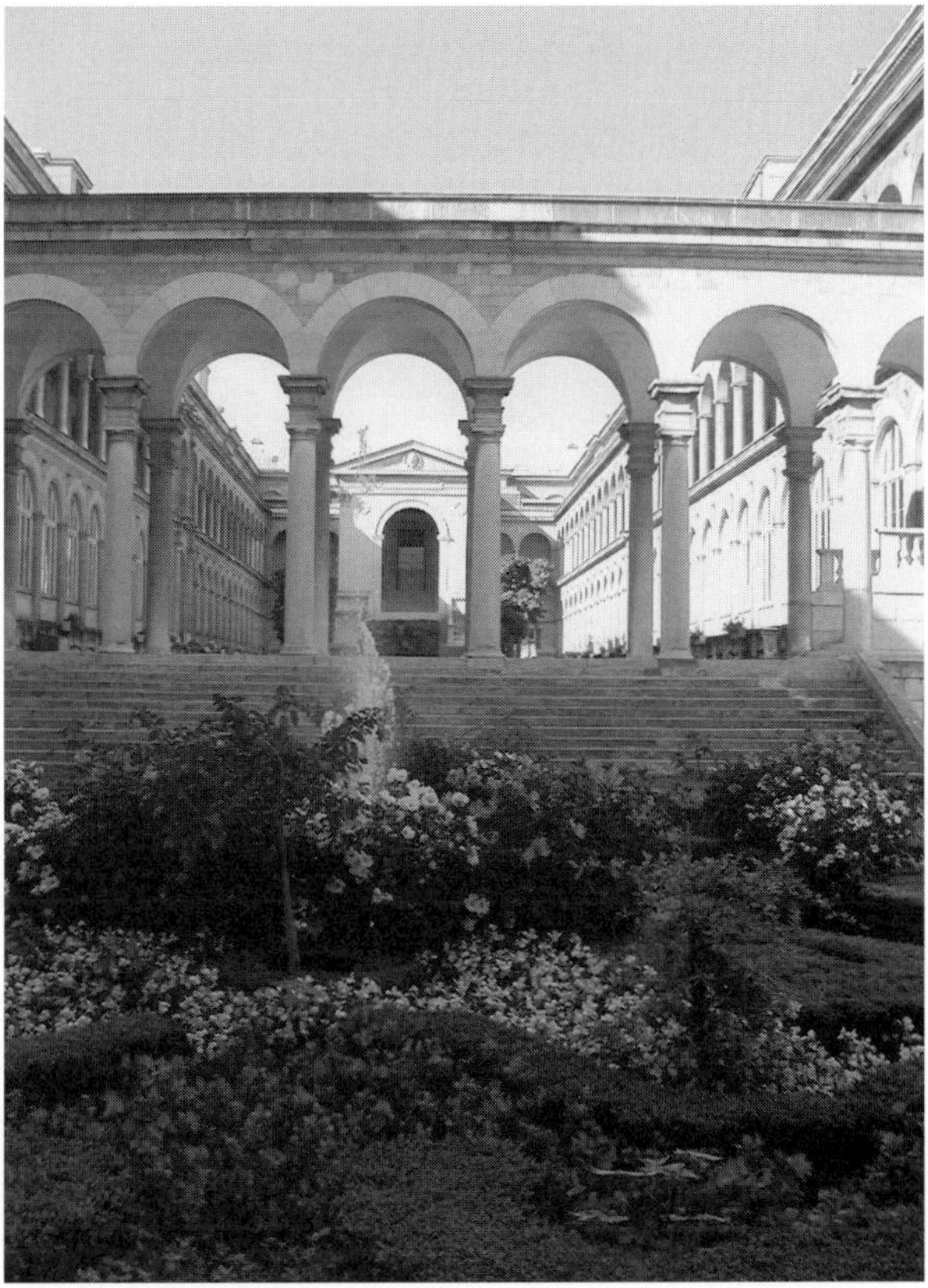

オテル・ディユの中庭

の知る薬効のあるハーブも栽培されていて、側のベンチには入院患者らしき人たちが陽の光を浴びて談笑していた。

この中庭を取り囲んで病棟があり、その回廊にはオテル・ディユの歴史を物語る絵画や版画がたくさん掲げられている。セーヌ河を船で運ばれてきた患者を修道女が船着き場で受け入れている場面、一つのベッドに数人の患者が寝ている側で修道女が薬湯を運んだり、またセーヌ河でシーツを洗濯するシーン、大勢の患者のいる側で死亡した人に布を巻いて処置をしている様子もあった。まだ幼さを残した少女が、修道女として生きるために修道院の門をくぐる静謐(せいひつ)なシーンは、数百年を超えて、彼女が語りかけてくるようだ。

その後の歴史の中で、医療が進歩し、抗生物質やワクチンが開発され、いくつかの感染症の根絶すら議論されるようになったが、それはたかだかここ数十年のことである。それまで多くの病気は、治すのではない、癒(いや)すものであった。ひとときは改善しても、また病むのである。完治が望めない時代、人々にとって病いはうまくなだめ、癒しながら共存するものであった。神の宿も、病苦を受容した病める人間を受け入れ、もてなす宿であったのだ。

一方で現代の私たちが先端医療を誇ったところで、病気の多くはまだ不条理であり、無情であることに変わりはない。オテル（宿）という名の病院とは、なんとやさしい響きであろう。病んだ者が、ひととき宿をいただき、癒されて、病いを受容して旅立つのである。旅立つ先は、新たな生かもしれないが、異界であるかもしれない。

オテル・ディユの中央、病院の一番よい場所に礼拝堂（チャペル）がある。ここには多くの人々のさまざまな思いが祈りとして捧げられている。このチャペルが、これまでどれだけ多くの人々の魂を救済してきたことだろう。

ある日チャペルの中に立った私は、一人では受け止めがたいほどの思いにとらわれ、急いで外に出て午後の太陽を確かめた。セーヌ河を遊覧船が観光客を乗せて出航していき、川べりの花屋の店先では大人の手のひらほどのガーベラの花が色鮮やかに咲いていた。

人生は、いろいろなことを受け止め、心の中に納得させて、一段一段螺旋（らせん）階段を上がっていくようなものである。時には先の見えない暗い石段もあるのではないか。

そこに私は小さなランタンを掲げ、灯火を灯すことができたらと思う。灯火は、人と人の思いやり、わかちあいである。そして、それが公衆衛生の精神のように思えるのである。

このオテル・ディユで、千年以上の長き歴史を振り返り、病いを得てここへ倒れ込んだ夥（おびただ）しい人々やその医療に携わった人々に思いを馳せるとき、私は、いつも私自身の生き様を深く考えさせられる。そして、感染症の対策を職務とする中で、出口のわからない厳しい仕事を受けたときには、このオテル・ディユの片隅で数時間を費やして文章を書くこともあった。

人はパリを訪れるときっとノートル・ダム大聖堂を見に行き、レースの縁飾りをつけたような双塔や薔薇窓に魅せられる。しかし、その側にある神の宿に気づく人はほとんどいない。夢幻のカテドラルの向こう側に、生と死を抱き続ける病院があるのを私は幸いに思う。

2. パラケルススの黒い森

大航海時代、コロンブスの一行は、アメリカ大陸（新大陸）を発見し、現地の風土病であった梅毒をスペインに持ち帰ったとされている。1493年のことであった。梅毒は、ルネッサンスの緩やかな性の風潮に乗ってヨーロッパ中に広がり、やがて約半世紀の間に世界を一周した。この病いに罹ると膿疱（のうとう）（分泌物などが化膿した膿をもった丘疹）を伴う発疹が全身に現れ、皮膚をえぐって潰瘍（かいよう）となる。骨にも腫瘍（しゅよう）ができ、恐ろしい痛みとともにしばしば死を迎えた。

梅毒の治療薬として、癒瘡木（グアヤック）という植物が同じように新大陸からもたらされた。人々は梅毒に〝効く生薬〟としてこれを削ってはお茶として飲んだ。梅毒の病原菌（Treponemapalidum)、スピロヘータ・パリダを知る由もなかった時代、この〝聖なる樹〟が一時期特効薬であるかのように信奉されたのだ。そして、この御神木を独占的に輸入販売したのが、ドイツ、アウスブルクのフッガー家であった。しかし、このユソウボクとやらは、もとより梅毒治療に効果を見込めるようなものではなかったのだ。

医学者であり、科学者であったパラケルスス(1493~1541年)は、梅毒のやってきた同年に、スイスのアインジーデルンで生まれている。ここはベネディクト派の修道院があり、有名なマリア像のある巡礼地であった。父は巡礼病院の医師。パラケルススはオーストリアのフィラッハで少年期を過ごした後、イタリアのフェラーラで医学を学び、やがて科学者の目で病因を探ろうとする。彼の疑問は、常になぜ病気があり、なぜ人は衰え、死ぬのかという病いの本質に向けられていた。

パラケルススは、著書『癒瘡木について』で梅毒のユソウボク治療を効果のないものとして、フッガー家の欺瞞性を強く指摘した(立川昭二『神の手 人の手』)。真理を見つめ、患者を診て病いを探求する彼には、臨床的に効果の認められないユソウボクは断罪せずにはいられない代物だった。

『医師の任務は、諸病の種類、原因、徴候を認知し、しかし知と刻苦によって治療の素材を探究し、人それぞれの病態と特性に応じて治療することにある』（種村季弘『パラケルススの世界』）と医師の姿勢を指摘し、これをもって検証すればユソウボクに効果のないことは明らか、とした。

しかし、大富豪フッガー家は為政者とも通じ、医学部の権威とも癒着していた。これらの御用学者と政治家の前にパラケルススは医師の職を失い、著作は発禁にされ、社会から放逐されたのだった。

彼は、人生の長くを奇人変人、反逆者として扱われた。唯一、高名な人文学者エラスムスが彼を認め、バーゼル大学医学部の教授として推薦して教鞭をとらせている。しかし、パラケルススは教授就任早々、街の広場にて『医学正典』を炎に投げ込み焼き捨てるという、有名な焚書（ふんしょ）事件を起こす。旧医学派への挑戦であった。そして、「医薬分業制度」を唱え、薬剤組合から資金を得ていた医師たちから反感をかう。大学の講義は従来のラテン語ではなく、誰にでもわかるドイツ語で行った。さらに当時の大学出のエリート医師は内科医であり、外科治療は床屋医者や浴場医で行われていた。大学には正統な外科学の講議はなかったのだ。内科医は外科医を〝仕立屋の職人〟として見下していた。彼は、この外科学と内科学を同列とした。医学の世界はいつの世も権威と因習に固く守られている。大学は彼に講堂の使用を禁止し、彼は教授職を失ってバーゼルの闇に消えていく。放浪生活の果てに、パラケルススは襤褸をまとった浮浪者のように見えたという。しばしば彼の前に市門は閉ざされ、開くことはなかった。

しかし、終生の放浪遍歴生活は、パラケルススに民衆の生活に密着し、多くの病いに直に触れ、深く病態を観察する機会を与える。そして、やがて彼に病気の本質を見抜かせていくことになる。彼こそが、史上はじめて職業病を指摘した『鉱山病』を書き、鉱山坑内で働く労働者の塵肺や重金属中毒を明らかにし、産業と疾病の関連を摘発したのだった。

パラケルススが少年期を過ごしたフィラッハは鉱山町で、彼の父は鉱夫らを診ていた。パラケルススもまたその父を仰いで育ち、放浪の末にこの『鉱山病』という同じテーマに再びつきあたったのである。パラケルススは坑道に潜って鉱山病の研究に専心し、そして自らも水銀中毒に侵されていく。鉱山の穴を死の淵とし、医学を「自然と神秘に精通すること」とした彼も、ザルツブルクでその48年の生涯を終える。『鉱山病』は、彼の死後、1567年に刊行された。そこには、鉱夫の病気が、肺の病気（第一章）、精錬、冶金労働者の病気（第二章）、水銀による病気（第三章）と詳しく記されている。パラケルススは、医学の精神がまだ深い眠りにあるうちに、一人だけ早くに目覚めてしまった科学者であった。彼が彷徨ったヨーロッパの奥深い黒い森は、彼の思想を受容できるだけの医学、哲学の土壌のなかった当時の精神文化の闇ではなかったか。

私がザルツブルクを訪れたとき、空はどんより曇り、灰色の紐のような雨が降っていた。この街には、よくこんな冷たい雨が降る。彼の墓は今もここにある。

彼の死後長い年月を経て、疫病の起こるたびに民衆が墓前に詣でるようになった。生きているあいだに成就したことのみで人生の重さを計るのではない。彼が自然を誠実に見つめ、患者に忠実であろうとし、自らの信念に正直に思い切り生きたことに心打たれる。

『ファウスト』は、ゲーテ（1749〜1832年）が、30年以上の歳月をかけた大作だ。この『ファウスト』のモデルがパラケルススであるという。ファウストは、万物の理を極めようとして学問にいそしんできたが、もはや疲れ果てた。果たして自分はそのように生きてきたのに、何を得たのであろうか、そう振り返ったとき、彼は自分の人生を棒に振ったような気がしたのだ。時を戻して、人生をやり直したい、そう思った。そこに悪魔メフィストがやってくる。そして、魂と引き換えに、いまひとたびの若さを与えてやろうと言った。メフィストとファウストは賭けをする、『時よとどまれ、おまえはこんなにもすばらしい』と叫んだなら、メフィストの勝ちだ。いつ終わるともしれない賭けにファウストは30歳若返って、人生を追体験していく。

パラケルススの死後、彼の「遺業」は「偉業」とも理解されるようになった。後の時代に生まれたのなら、彼の人生もまったく違っていたのであろう。しかし、30年を若返っても、パラケルススは人生を楽しむのではなく、医学や科学と対話し、患者を見つめる人生をまた生きたのではないか。探究者であり、発見者でもある彼は、その人生の生き様を変えることはなかっただろうと私は思う。

3. インノチェンティ捨児養育院
小児科学の芽ばえ

イタリアのフィレンツェの街。ミケランジェロ広場から見下ろすと、アルノ川がゆったり流れ、赤い甍（いらか）の中にサンタ・マリア・デル・フィオーレ（花の聖母マリア大聖堂）がひときわ大きく浮かび上がる。フィレンツェは、ルネッサンスの気風の漂う芸術の街。ミケランジェロやレオナルドが生き、彼らの働いた工房や見上げた大聖堂の花の蕾のようなクーポラ（丸屋根）がそのままにたたずむ。

クーポラから少し視線を移すと、サンタ・マリア・ノッヴェラ教会のファザードが目に入る。ふと、14世紀のボッカチョの『デカメロン』を思い出した。1348年に始まった黒死病（ペストの大流行）を記録した彼の名作『デカメロン』は、この教会のミサの情景から語られ始める。そして、この教会のほど近くにルネッサンスの大建築家であるブルネレスキの初期の作である「インノチェンティ捨児養育院（通称インノチェンティ）」（1419年建設）がある。

15世紀ヨーロッパ社会では捨児が横行していた。パリでも新生児の3割が捨児にされたという記録がある。フィレンツェでも、街の繁栄の陰で多くの捨児が出たのだった。キリスト教の教えでは、子どもの遺棄は神に背く罪である。しかし現実には捨児や新生児の間引きが、なかば公然と行われていた。捨児の数が、農作物の不作や飢饉、小麦の値段の変動などとよく連動していたことから、生活難そのものも大きな背景にあったことがわかる。グリム童話で継母に森に捨てられるヘンゼルとグレーテルの話はどこの国でも珍しいことではなかったのである（きょうだいの母は、初期の版では実母であった）。

一方、黒死病はヨーロッパで3人に1人が犠牲となった災疫だった。黒死病による人口減少は深刻な労働力不足を社会にもたらし、実った小麦が刈り取られないままの畑もあるほどだった。そうした中、15世紀初頭、次世代を担う子どもの保護と養育を目的として、ヨーロッパの各地で捨児養育院が創設されていった。中世の修道院は薬草園や診療室を持つ医療機関でもあったが、巡礼者や病人の看護や保護だけでなく、捨児を専門に扱う養育

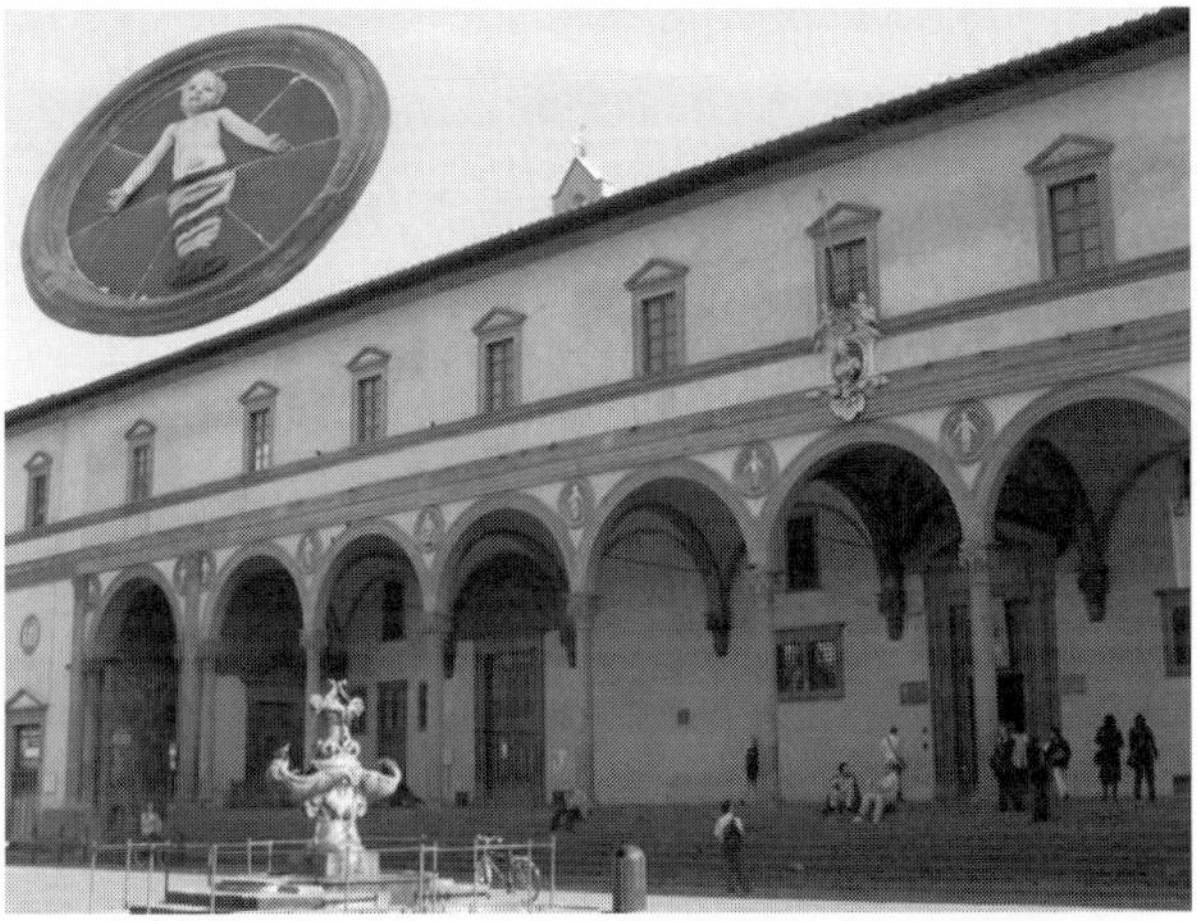

インノチェンティ捨児養育院と半円形のアーチの間にはめ込まれた陶板のレリーフ（左上）

院が修道院から生まれていた。インノチェンティ捨児養育院もその一つで、絹織物組合の慈善（出資）によって建てられた。

このインノチェンティには、今もプレゼピオと呼ばれる受付台（子どもの受け取り口）が残っている。それは幼児キリストが置かれた秣桶（かいば）にちなんだ名前であった。また捨児施設には、回転箱（ルオータ）があった。鈴を鳴らし、子どもを入れて回すと壁の向うで修道女が受け取る仕組みだった。

中世の頃、劣悪な住居環境や衛生状態、感染症の蔓延などもあって、乳幼児の死亡率は非常に高く、多産多死をまぬがれなかった。母子ともに栄養状態も悪かったであろう。その上、一般病院は近代まで、子どもの入院を認めなかった。子どもは神に愛されるがゆえに大人よりも早く召されやすいとされ、子どもは〝その危うさ〟ゆえに医療の場が提供されなかったのである。治療を求めて、養育院に子を置いていく親もいたようである。しかし、捨児養育院で子どもらが大きくなるまで育つことは難しかった。その死亡率は5割とも6割ともされている。

また、養育院内での慢性的な母乳不足を補うため、煮沸した牛乳による栄養補助の試みも16世紀に始まった。当時は牛の乳を飲ませると牛の容貌になる、また性格が凶暴になるとされ、家畜の乳での授乳は忌避されていた。栄養不良、母乳不足に対処する必要性が、はからずも乳児保育に新しい夜明けをもたらしたのである。このような背景の中で、捨児養育院から「小児科学」が芽生えていった。

インノチェンティは、セルヴィ通りの突き当たりのアンヌンツィアーター広場に面して建っている。開放型のアーケード（ロッジア）があって、緑灰色の細いコリント式の円柱が立ち、その間を半円形のアーチがつないでいる。そして、それぞれのアーチの間には、蒼い円形の陶板がはめ込まれている。その陶板の中には、さまざまな表情をしたレリーフの捨児たちがいて、私を見下ろす。笑っている子も、泣いている子も、すねたような表情の子もいる。おむつなのか布が緩んで取れてしまいそうな子もいる。アンドレア・デッラ・ロッビアの作とされ、『襁をした子どもたち』と呼ばれている。

今、ロッジアにたたずみ、円柱にもたれると冷たく固い石の内側の奥深くから子どもたちの泣き声がかすかに響いて来るように思える。か細く、消え入るような弱々しい声。そして、修道女が息も絶え絶えの子らを抱いて、懸命に彼らを温めている姿が浮かんでくる。自らは子どもを産むことのない修道女が、子らのために何を為すべきかと、いたたまれない思いで学んだ僧院医学が小児医療の原点だったのだ。

現在、この捨児養育院は美術館となっていて、中庭を囲む回廊にはフレスコ画の名作の数々があった。ドメニコ・ギルランダイオの「三王礼拝」を描いた大きな祭壇画やヒィリッポ・リッピの『天使にともなわれた聖母子』もここにある。この絵画にほっと息をつく思いをしながらロッジアの階段に座ると、目の前は広場だった。午後の陽射しがいっぱいに当たって、温かな日溜まりになっている。杖にもたれてぼんやりする老人、読書でもする風な女性、ゆったりとした時間が穏やかに日常的に流れていく。

日本の生活の中で怖がって閉じていた心が、心の窓が開いて素直になる。見上げると、捨児養育院の時計塔の上の風見は、捨児が小旗の中に立っている模様だった。風に吹かれて向きが変わる。捨児の人生も、ひょっとしたら多くの人の人生も、そのようなものかしれないと思った。

4. 振り返る瞳

感染症（伝染病）がやって来た時、人々はその地域社会でどのようにそれを受けとめてきたのであろうか。ヨーロッパの公衆衛生の成り立ちや疫病の歴史を知るために、オランダ、ベルギーを旅した際、私はどうしても立ち寄りたかったデルフトに足をのばした。ヨハネス・フェルメール（1632～1675）、私は彼の絵が好きだ。いつか彼が生きたデルフトの街を訪れ、彼が見上げた新教会の塔に触れてみたい、そう願っていた。フェルメールの世界は窓から差し込む光にある。その光の拡がりに包まれて、レースを編む女、手紙を読む女、水差しを持つ女などの日常生活が描き出される。なかでも『真珠の耳飾りの少女』（別名、青いターバンの少女）は、この絵をテーマとした小説（トレイシー・シュヴァリエ著）が世界中で読まれ、映画化されて２００４年には日本でも公開された。

この真珠の少女の絵の書かれた１６６５年頃、ロンドンは中世の黒死病の再来と恐れられたペストの大流行に見舞われていた。ペストは、ノミの腸管の中に巣くうペスト菌が人へ感染して起こる。ペスト菌とノミ、そのノミを持ったネズミが家々を走り回ってはペストを人々に広めていた。真珠の少女の小説の中にも、デルフトにペストが侵入し、彼女の妹が感染するシーンが描かれている。当時、感染症に有効な医療などは存在しない。フェルメールが生きた世は、病いと隣合わせの危うい、生き難い時代であった。

ペストのような致死率の高い伝染病の侵入は、その地域社会への挑戦でもある。医療がまったく効を奏しない頃、社会は「病いに苦しむ人」と、自らすすんで奉仕する〝慈愛の心を持った「ともに苦しむ人」〟の人間関係によって、それらの疫病と闘おうとした。病む人に健常の人々は手を差しのべ、貧しさに苦しむ人々を富む者は扶助する。このように両者を結ぶことが、共同体の最良の善とされていたのだ。ここに〝よりよくともに生きようとする〟公衆衛生の精神が芽生えたのだった。中世の風景を残すヨーロッパの古い街並に、私はそんな疫病の記憶を探していた。

私がデルフトの街にたどりつき、彼の絵に残るパン屋に宿を取ったとき、外は雨模様だ

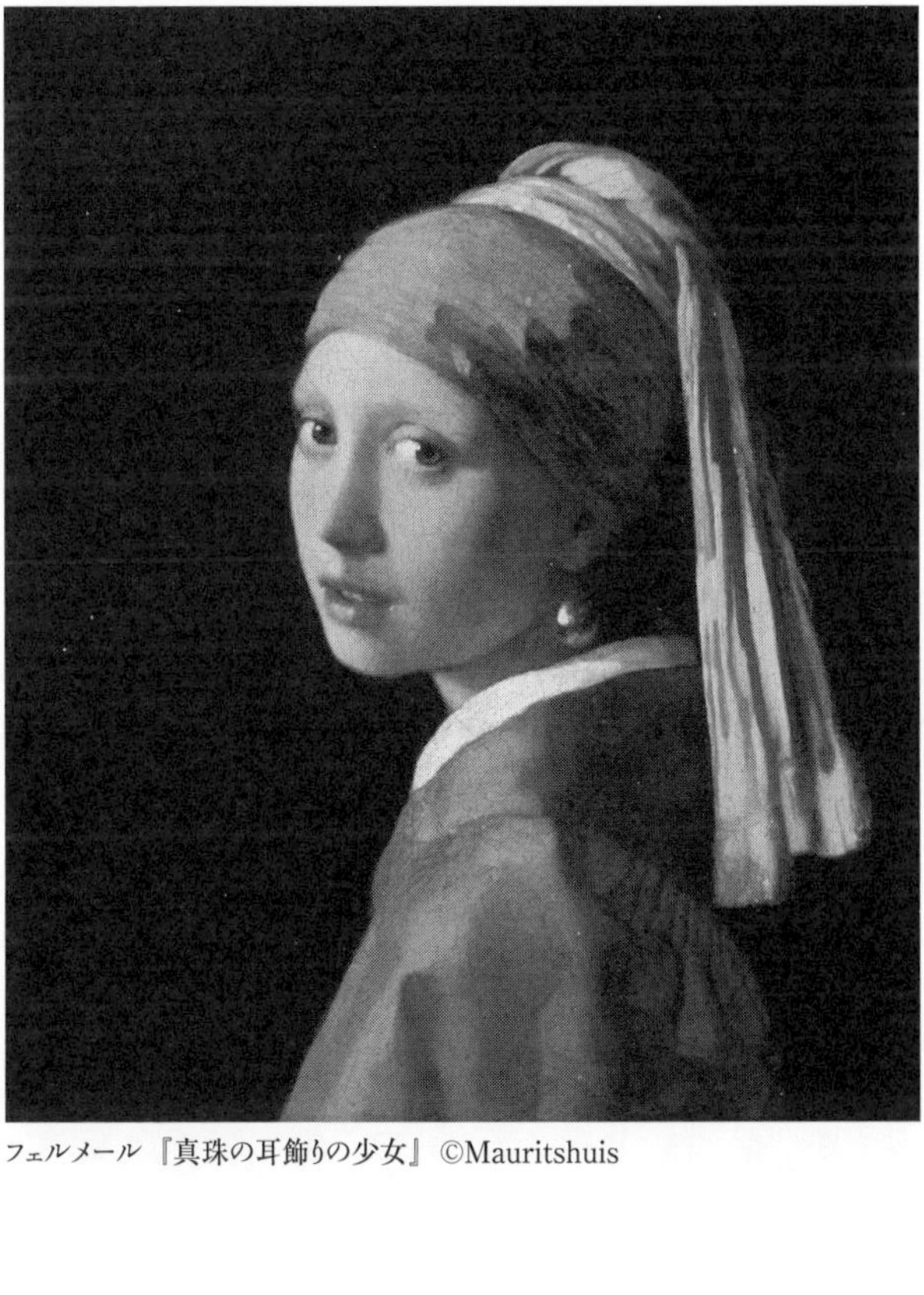

フェルメール『真珠の耳飾りの少女』©Mauritshuis

った。マルクト広場に面して、フェルメールが幼年期に住んでいた建物が今も残っていた。彼の父はここで「メーヘレン（空飛ぶキツネ）」という宿屋を営み、また画商も兼ねていた。

フェルメールは、幼い頃より良い絵画や、父のもとを訪れる画家の姿を目にし、そして彼自身も15歳の頃から絵を学ぶようになったといわれる。

彼の絵は30数点あまりしか残されていない。実生活では、家族や生活苦に追われ、家業の美術商にも多忙な中で、彼は静謐（せいひつ）な光の小宇宙のような自己の世界を創造していたのだ。彼は強い精神力をもって現実から離脱し、自らの心の中に画家としての生を広げていったのだろう。

デルフトにほど近いデン・ハーグにマウリッツハイス美術館がある。ここには、フェルメールの『デルフトの眺望』と前出の『真珠の耳飾りの少女』がある。

早朝、トラム（路面電車）を下車すると、美術館脇の池には、雨だれが無数の同心円状の輪を作っていた。私と美術館員以外、あまり人気はない。美術館の中を巡って行くと、左手に突然『デルフトの眺望』が現れた。17世紀のデルフトの街が広がって、雲もまさに動いているかのようだ。絵が光を放っている。そして、ふと振り返ると、人の心を射るような美しい瞳がこちらを見つめていた。人をとらえて離さないまなざし。青いターバンを巻いた少女がいた。

まるで私が声をかけて、それに振り返ったとでもいうような、今にも何か答えてくれるかのような気がする。光に潤んだようなつぶらな瞳のまま、３４０年の時を経ても、少女は永遠のいのちを生き続けていた。展示室のどの位置から彼女を見つめても、少女の瞳は私をとらえて離さない。それは、フェルメールの光の粒子を駆使したアクセントの描写のためだけではない。振り返るという〝しぐさ〟が、よけいに私を引き留めるのだ。

「じゃあ、またね」と人混みにまぎれながら、ふと振り返ったとき、相手も振り返っていた、そんな瞬間、私は幸せを感じる。振り返るということは、後ろ髪を引かれるような思いがあって、なごり惜しむことであろう。

そして、振り返ることは、後ろにいるものに心をかけることでもある。遅れてはいないか、足をとられてはいないか、たたずんではいないかと、思わず返り見る。強いもの速いものに価値を見い出し、効率を求める現代の風潮や社会では、人は前へ前へと視線が行ってしまう。強いものに価値を置くと、人は自然と振り返ることもしなくなる。

振り返ることには、弱きものを助け、一緒に歩もうという心性が感じられる。そんな優しさが他者を見守り、時には手をさしのべ、人を助けることにつながるように思う。公衆衛生の心とは振り返る気持ちではなかったか。そんな思いにとらわれながら、真珠の少女を見つめるのは私だけであろうか。私は、体中を温かい白湯に満たされたような安らぎに抱かれて、宿に戻ってきた。

フェルメールは、43歳でこの世を去っている。彼の墓は今もデルフトの旧教会にある。教会の床には、没後300年を記念して、ヨハネス・フェルメールの名前が刻まれてあった。

彼の死後、妻カタリーナは破産宣告を申請している。裁判所に出した嘆願書には、1672年のフランス軍の侵攻以降、オランダ国民は絵画を売買するゆとりもなくなり、フェルメールは画家としても美術商としても、損を承知で絵を投げ売りせざる得なかったと書かれている。

真珠の少女の巻いたターバンのヒアシンスブルーは、彼が好んで使ったウルトラマリン（群青）で描かれている。この青絵の具はラピスラズリが原料で、当時、金と同じくらいに高価なものだった。彼が薬屋に借金をした記録が残っている。当時、染料、顔料は薬屋で売られていた。

真珠の少女の小説では、少女は絵のモデルになったことで、妻カタリーナの嫉妬を買い、女中として働いていた職を失ってフェルメールの家を追い出される。途方に暮れた少女は、マルクト広場の星形模様の石畳に立って、自分の生きる方向性を決めたのだった。

私がその石畳の模様を探し疲れて空を見上げると、新教会の塔の側に輝く金星が姿を見せ始めていた。ふと時空を超えて、フェルメールの息づかいや声を感じたように思った。彼が薬屋から青い粉の入った瓶を大事そうに手に包んで、私の側を行き過ぎる姿が心に浮かんだ。

5. 与謝野晶子とスペイン・インフルエンザ

1918年スペイン・インフルエンザ（スペインかぜ）が世界を襲った。当時は第一次世界大戦の真っただ中であった。この大戦での戦没者1000万人の数倍（4000万から8000万人）の命がスペイン・インフルエンザによって失われたと推定されている。日本でも約45万人の犠牲者が出た（速水融『日本を襲ったスペイン・インフルエンザ』）。

スペイン・インフルエンザは、まさに今、世界中で心配されている「新型インフルエンザ」の大流行であった。欧米ではスペイン・インフルエンザへの記憶と恐怖は現代にも強く残っているのに対し、日本では語られることもなく忘れ去られているように見える。多くの著名人も死亡しているが、これらに関する記録はほとんどない。スペイン・インフルエンザの惨禍を著名な歌人与謝野晶子（1878〜1942年）の文筆から探してみた。
明治の時代、家父長制度の下で女は従属的な生き方を強いられてきた。その当時、「女性だけの手で文芸雑誌を発刊しよう」と明治44年（1911年）秋、平塚らいてう（26歳当時）らの手で『青鞜』が創刊された。創刊号の表紙画は、「智恵子抄」の高村智恵子が描いたギリシアの女神。この創刊号に与謝野晶子は「山動く日」の詩を寄せている。

山動く日来る、
かく云えども人われを信ぜじ。
山は姑く眠りしのみ。
その昔に於て
山は皆火に燃えて動きしものを。
されど、そは信ぜずともよし、
人よ、ああ、唯だこれを信ぜよ。
すべての眠りし女今ぞ目覚めて動くなる。

蒼い月となり果てた女たちよ、今、主体性をもって生き、太陽となって再び輝いて生きよ、という意志を山が動くと表現したのである。晶子は女性の職業的独立と自己の責任を唱え、精神的にも経済的にも自労、自活、自立、自衛せよと説いた先駆的な女性である。私生活でも五男六女を育て、五万首の歌を詠み、『源氏物語』を現代語に翻訳した「与謝野源氏」を始め古典文学にも通じた万能人であった。髪、乳房の歌のある「みだれ髪」もすばらしい。

晶子は赤ん坊を抱きながら、背負いながら、台所で煮物をしながら、病気の床で仰向きながら書いた。病床の記としては、1918年11月20日「感冒の床から」、1920年1月25日「死の恐怖」として、スペイン・インフルエンザ流行下での日本の状況と政府への不満を『横浜貿易新報』に綴っている。

1918年スペイン・インフルエンザは横須賀軍港に碇泊した軍艦から日本に上陸し、約3週間で全国に広がった。与謝野一家も11人の子どものひとりが、小学校で感染してきて発症した。インフルエンザは伝播力が強く、新型のウイルスには誰も免疫を持たないために、与謝野家でも家族全員が次々と倒れたのであった。

スペイン・インフルエンザは、学校、役所、工場、炭鉱、鉄道を襲い、猖獗（しょうけつ）を極めた。

郵便局では欠勤者が続出し、電報、電話業務が遅れた。全国の鉄道でも列車の運行に大きな支障が生じた。運転手が不足したのだ。その結果、街では食糧不足が問題視されている。医師、看護婦は真っ先に感染し、多くの医療機関では診療の身動きがとれなくなった。入院患者への給食も滞った。しかし、昼夜を問わず患者は増え、病院に押し寄せて来た。犠牲者は日に日に増え続け、火葬場では〝焼け残し〟が出るほどだった。遺族は仕方なく、地方の火葬場で荼毘(だび)に付そうとしたために、上野駅や大阪駅では棺桶が山積みになった。一家全員が死亡、一人残されて絶望のあまりに自殺、などの凄惨な新聞報道が多数残されている。

当時の警視庁は、「人混みには出るな」といい、うがいやマスクなども啓発しているが、国民に浸透することはなかった。劇場などの興行は関東州で一部閉鎖されたにすぎず、疫病払いや神仏に救いを求めた神社仏閣への参拝の満員電車には、何ら規制はされず、流行に拍車をかけた。

与謝野晶子は、日本政府の対応の悪さ鈍さを新聞紙上で酷評している。「大呉服店、学校、興行物、大工場、大展覧会等、多くの人間の密集する場所の一時的休業を命じなかったのでせうか」一家総倒れの「感冒の床から」の本音であったろう。

さらに「死の恐怖」では、今回のスペイン・インフルエンザの流行下でも、最後まで子ども達のために生きたい、あらゆる予防と抵抗を尽くして、病魔に対抗し、予防注射を受け、不自然な死に対して聡明でありたいとの意志を表明している。この疫病で自分が死ぬとしても、予防や対策をできうる限り成し遂げ、そうであるならば、運命とも思うことができる。しかし、それまでは、「人事を尽くしたい」、子どものために「生の欲を押し立て」て、生きたいと。これは絶望的なスペイン・インフルエンザ流行下での、子を持つ親の総意ではなかったか。ふと彼女の歌を思い出した。

ああをとうとよ君を泣く、
君死にたまふことなかれ、
末に生まれし君なれば
親のなさけはまさりしも　以下略（『明星』1904年9月号）。

日露戦争の激戦地、旅順口包囲軍にある弟に「無事帰れ、気を附けよ」との思いを歌に詠んだのである。生きて帰っておくれ、命を大事にせよという切々とした思いが響いてくる。富国強兵軍国主義一色の当時、この歌は世を瞠目させ、国賊と非難する声もあがった。

しかし、スペイン・インフルエンザの大流行を前に、子らのために予防と対策に人事を尽くし、子らのために生き続けたいとの彼女の願いには、弟に生きて帰れと歌い、〝いのちを尊び守る〟ことを最優先とした思いと同一の理念が生きているのではないか。

現在、H5N1型鳥インフルエンザウイルスが世界中に拡大し、新型インフルエンザの出現が危惧されている。

このH5N1型ウイルスは特に病原性が強く、ヒト型に変身した場合には、予想を超える重症者、死亡者が出ると想定されている。スペイン・インフルエンザ当時に比べて世界人口が3倍以上に増え、高速大量輸送時代の現代では、日常生活や社会経済活動にも重大な影響を及ぼすことになろう。

私は、国が新型インフルエンザの予防と対策に全力をあげて取り組むことを願って努力してきたが、時に壁に当たってままならず、悲しんで立ち尽くすことも多い。そのとき、この聡明で美しく、芯の強い、しかし心優しい与謝野晶子という女性に背中を押されるようにして前に出る。山動くときは来る、かけがえのない〝いのち〟のために、強毒性新型インフルエンザへの備えを私はこれからも書き続ける。

6. 一葉と肺結核

樋口一葉（奈津、夏子1872〜1896年）は、『大つごもり』『たけくらべ』『にごりえ』『十三夜』などの名作と日記を残して、24年間の人生を駆け抜けた。身の丈五尺、黒髪も薄く、貧しさ故の非常に粗末な衣食住。彼女は近眼、頭痛とひどい肩こりに悩まされていたが、目には常に人生の前を見据える輝きがあった。一葉の夭折の直接の原因は結核。なかでも、非常に進行の早い悪性の奔馬（ほんば）性肺労であった。

一葉の父、則義は山梨の農村から東京に出て、苦労の末に同心株を買って八丁堀同心に名を連ねるが、すぐに幕府は瓦解した。その後、東京府の下僚役人となって、感染症の防疫の仕事にも従事している。しかし、大蔵省に勤務していた長兄泉太郎が結核で逝き、その2年後この父も亡くなる。同様に肺結核であったと思われる。このため、一葉は一家の当主として、樋口家の母親と妹を支えていくことになった。夏子、17歳であった。男の働き手を失った女三人、着物の洗い張りと縫い直し、早朝より深夜まで「ひねもす裁縫」をして、生計を立てようとする。手あぶりの火鉢に行灯のあかりでの手内職。さらに一葉はその才によって、以前学んでいた歌塾「萩の舎（はぎのや）」で上流階級の子女に歌を教え、上野の図書館に通い、小説を志すようになる。

ほそけれど人の杖とも柱とも思われにけり筆のいのち毛

この一首には、文筆（筆一本）で家族を養おうと職業作家を目指した一葉の決心が読み取れる。身は「家は貧につたなし」であっても、実力だけが物をいう世界に己の個を見出そうとしたのだ。しかし、日本初の女性職業作家として生活が叶ったのも、死ぬ前のほんのひととき。原稿料では生活を賄うことはできず、知人友人に借金を重ねることになった。

彼女が文学的に成熟するにつれて、食べるための現実と世俗から隔絶した芸術としての文学との間の葛藤に向き合わざるを得なくなる。ついに彼女は、文学は糊口のために為すにはあらずとして、事業に就く。書画骨董から着物のほとんどを売り払って下谷龍泉寺町で番太郎式の店（駄菓子屋）を商った。布海苔、石鹸、蚊遣り香、紙類に蝋燭もおいた。龍泉寺町は遊郭吉原に隣り合う町。遊女の逃亡を防ぐために水路（お歯黒どぶ）をめぐらした男の歓楽街。何らかの形で女郎屋に関わる生業で生活している郭者。その長屋のひしめく街の一角で商売をする。彼女は、遊女の恋文の代筆もしていた。

日記には頭痛、発熱、肩こりなどの体調不調も頻繁に書き付けられている。一葉は、「ひどく肩が凝ってこれできびしく打っても感じないほど」と文鎮を見せたという。その一葉の肩には、固い痼りがあった。「背中がゴツゴツと石みたいになって」いた肩の痼りは、「外に発すればいいが、内に入ると生命に拘わるかもしれない」（佐々木東洋。佐々木病院のちの杏雲堂病院）というものだった。痩身であったのに「猪首」と評されたのは、結核性のリンパ節の腫れであったと思われる。次第にのどが腫れ、発熱をくり返すようになる。

すでに萩の舎での生活から遠く離れ、自らは「塵の中」に身を沈めた。彼女は生涯にさまざまな階級、境遇の女たちの生活をまざまざと見せつけられていた。貧困に苦しみ、自身も金銭的な援助の代償として、肉体を求められ拒絶している。一葉にとって、市井の女たちの生き様は他人の絵空事ではなかった。それは深い共感と理解を伴って、彼女の身に沁みたことであろう。同じ青空の下に、吉原の闇があり、龍泉寺町の灰色のよどんだ空気がある。明治の階級問題の深部を認識したとき、作家樋口一葉が羽ばたき始める。以降、わずか14か月の間に日本近代文学に残る名作の数々が生み出されていった。

『たけくらべ』が発表されると、森鷗外や幸田露伴の讃辞を得て、樋口一葉の名前は不朽のものとなった。それもつかの間、彼女に肺結核の兆候が出てきた。奔馬性肺労は進行が速い。一葉は「顔はもえほてりて、眼は光り凄く、身のみは疲れゆき給ふやうなるを見て案じられ候」（平田禿木(とくぼく)の手紙）となった。すでに床から起き上がることもままならないが、一葉は臥しても原稿を書いた。しかし、時折したためる日記もやがて単語のみとなり、やがて途切れる。鷗外の要請で、その道の名医青山胤通(たねみち)が往診したときにはすでに「手遅れ」危篤状態だった。

死の20日前、見舞いに来た友人が「暮にはまたお会いましょう」というと、一葉は「その時分には私は何に為って居ましょう、石にでも為っていましょうか」と苦しい呼吸の下で答えた。「枕の向きを変えておくれ」といって、妹くにが向きを変えると、一葉は事切れていた。母と妹が淋しく看取った。

一葉の日記には、死というものが必ず訪れるものとして、淡々と綴られている。親兄弟が結核に病み、死に逝くのを経験し、ひたひたと自分にしのびよる死病を確実に感じとっていたことであろう。貧困が結核を後押しし、石のような肩の痼りが背中に降りて来る頃、いつしか死はごく当たり前のものとして、彼女の人生観に寄り添ったのであろう。

一葉の文学には、市井の女の苦悩や葛藤が、冷徹なまでに写実的に描き出されている。しかし、その写し絵の主人公の女たちは、状況になんら解決の糸口を見つけ出そうとはせず、むしろ運命と受け入れて終わる。『たけくらべ』の美登利は、今、水仙のような美しい清らかさで描かれても、間もなく訪れる吉原の闇に飲まれることは変わらない。死を虚無的にまでに認識するに至った一葉にとって、人生とはそのようなもの、運命とは変え難いものであったのかもしれない。

一葉が、結核という病いに生をあきらめ、貧困と階級社会の矛盾に抗うことを放棄し、運命と受けとめたとき、彼女の作品は、哀愁とせつなさを美しくも結晶化させ成立していったように思われる。

白いなづなの花の揺れる田舎道、田んぼと畑の曲がりくねった道を上野の図書館にむかう一葉。桜は花開き、散って、新緑となる。四季のうつろう風に綿銘仙の着物の女流作家が暮らしたのは、僅か百年ばかり前である。

7. ピエタに祈る ボルドーの記憶

フランス、ボルドーの街は最高級ワインの積出港として名高い。優雅で瀟洒（しょうしゃ）な建物の続く街並を歩いていると、ふとパリに居るような錯覚にさえとらわれる。

このボルドーの街も、中世の黒死病の流行にあっては、夥（おびただ）しい犠牲者を出し、さらに死体の処理に困った市長の放った火によって、港、城ともども街が焼け落ちた歴史を持っている。

1348年8月、ボルドーの街には、すでに何百もの死体が街路に転がり、広場をも埋め尽くし、腐乱を始めていた。当時のヨーロッパの人口の約三分の一の命を奪い、中世を終焉させたという黒死病（ペスト菌の感染）が入り込んでいたのだ。

時を同じくして、壮麗なイングランドの船団が、プランタジネット王家の旗をはためかせ、ボルドー港に向って川を遡っていた。その帆船には、イングランドの国王エドワード3世の娘ジョーン王女が乗っていた（ノーマン・F・カンター『黒死病』）。王女は、父国王の命に従いカスティリア（現在のスペイン）に向う途中であった。エドワード3世は、ヨーロッパ全土に勢力を広めたいという野望のために、イベリア半島最大のカスティリア王国の皇太子と愛娘の政略結婚を企てたのだ。

ジョーン王女は、最上級の階級にあって、幼い頃から芸術教養を施された王家の「作品」でもある。国王はこの透き通るように色白の美しく賢い娘に、軍事強国カスティリア王国との和平を託したのであった。

旅立つジョーン王女は15歳、会ったこともない皇太子と訪れたこともない異国に嫁ぐことに、不安や淋しさはあっても、父の命令に背くことなぞできようはずもない。豪奢な嫁入り道具とともにイングランドの弓兵に守られながら、ボルドー港に入港した。

一行を迎えに出たレイモンド市長は、すぐさまに進言した。港を中心に恐ろしい疫病が流行している、即刻このような危険な地から出発してほしい。しかし、王女ら一行は、港に面したオンブリエール城にひととき留まることにしたのだった。

街ではペストが荒れ狂い、日に日にますます多くの死者を出し始めた。王城にも疫病は当然忍びよる。まず、王女の兵士や側近が倒れ、その多くが死んだ。そして、ジョーン王女もペストの惨禍から逃れることはできず、9月の初めにあっけなくこと切れたのだった。王女は、婚約者の皇太子の顔を見ることもなくこの世を去り、エドワード3世はスペインへの覇を託した外交政策で大きく挫折することになった。

夥しい死体は、港にも王城にもあふれ出した。もはや、王城は「恐怖の納骨堂」となっていた。すでに腐乱した死体は、恐ろしい臭気を伴い、目を覆いたくなる惨状はとうてい耐えられるものではない。

当時、この疫病を引き起こす原因は、汚れた空気を吸い込むことによると考えられてもいた。これ以上の疫病の蔓延をくい止める必要があったレイモンド市長は、港に火をつけた。疫病が蔓延し、死体がラザニアのように詰み重ねられた港はすぐに焼き払ってしまうしかないと思わせたのだ。天空を焦がすほどに立ち上る炎は、多くの死者と港湾施設を燃やし、夥しい感染したノミを持ったネズミも殺したのだった。しかし、炎は港に留まらず、周囲に燃え広がり始め、ついに王城にまで燃え移った。幼いジョーン王女の遺体もこの炎とともに灰となって、再びイングランドに帰ることはなかった。

父親であるエドワード3世は、ジョーンの死について、耐え難い悲しみ、と手紙に書き送っている。以降、彼はフランスとの百年戦争のさなかにもかかわらず、狂ったようにスペインにも派兵して長い戦闘状態に入って行く。ヨーロッパに長い血なまぐさい戦争の時代が続くのだった。ジョーン王女が生きて、カスティリアの皇太子とのあいだにイングランドの血統を残すことができたなら、これらの戦争も起こらず、その後の歴史も変わっていったことであろう。王女の運命は、ペストの感染力と致死率の高さを思うと、ボルドーに寄港したときにすでに決まっていたのかもしれない。ジョーン王女にとって、ボルドーは彼女の王家の親族、エレオノールが所有していた所縁のある土地である。少女は母国を去り難く、今ほんのひとときでも、ボルドーの地で安らぎたかったのかもしれない。

黒死病は人々の心に死を強く印象づけ、深い絶望感をもたらした。

ペストの惨禍の通り過ぎた後、広く「死の舞踏」と呼ばれる骸骨（死霊）が絵画や木版画に登場するようになる。骸骨は、生き生きと生者を死の世界に導いていくモチーフとして描かれている。死は身近にあって、突然にごく当たり前にやってくる「死を憶えよ　メメントモリ」という思想である。

1350年、焼け野原になったボルドーにカテドラルの再建が始まった。サンミッシェル教会。この教会は今では非常に治安の悪いとされる一画に残っている。重い扉を押して、教会に入ると人影は見当たらない。何本かの蝋燭（ろうそく）の灯火が揺れているだけであった。主祭壇に向かう側廊にキリストを抱いた憐れみの聖母像が静かに佇んでいた。15世紀になると「憐れみの聖母」と呼ばれる聖母信仰が起った。中世の最後に起った惨禍を目の当たりにして、人々は聖母マリアがキリストを抱く姿に癒（いや）しをもとめるようになった。

このマリアの悲しみと慈しみをたたえた表情から、ふと視線を下に落とすと、思わず戦慄して身が震えた。そこには骸骨が生々しく彫られてあったのだった。中世の時代は、多産、多死、平均寿命は短く、そこへ疫病がやってきた。生と死の距離の短さ、死を隣り合わせに暮らす意識が常に人々につきまとっていたのであろう。その深い絶望感の中で、みずからの生を懸命に生きたのがこの時代の人々であろうか。そして、心のどこかで人生を〝通り過ぎる一陣の風〟のような「儚（はかな）いもの」と納得して生きざるを得なかったのだろうか。

川幅の広いガロンヌ川のピエール橋を渡り、その川辺に立ってみると、向こう岸にボルドーの街全体が見渡せた。クルージングの遊覧船が行き過ぎ、運搬船も港に向って行く。もう夕暮れ、教会の晩鐘の音が川面をつたって響いてきた。建物には、オレンジ色の灯が、点々と灯り始め、少し靄（もや）がかかってきたせいか、灯火がぼんやり滲（にじ）むように見える。橋はライトアップされて美しく、そこをトラムや車が行き交っていた。

夕闇が深くなって、川向こうのカテドラルが紫色の影を天空に描き出した。現在も黒死病の記憶は、このようにしてこの街にはっきりと刻まれている。

8. アンネ・フランクと発疹チフス

8月の朝、アムステルダム中央駅近くのホテルから、運河沿いの石畳の街路を歩き出した。商人や貴族の富裕層がかつて所有した瀟洒（しょうしゃ）な建物が並んでいる。カフェの店員がテーブルを出しパラソルを広げ始め、出勤前のひととき、新聞をひろげて立ち寄る人も見える。

運河の水面に朝陽が反射して、建物の壁にチラチラと光の波状模様を描き出していた。プリンセンプラハトの西教会の広場近くまで来ると、多くの人が並んでいた。それは、アンネの日記で名高いアンネ・フランクの隠れ棲んでいたアンネ・フランク・ハウスへの入場希望者の列だった。古くから海運町で栄えたこの街も、第二次世界大戦ではナチス・ドイツ軍の侵攻を受け、大きな痛手をこうむっていた。

１９１８年、新型インフルエンザ、スペインかぜが発生。ドイツ軍は第一次世界大戦の勝利を目の前にして、この新型ウイルスの侵入により、兵力の大幅な低下を招いてしまった。戦後、敗戦したドイツは莫大な戦争補償金を抱え、さらに大不況の中で貧困と失業に苦しめられる。

１９３２年、ドイツ貨幣価値は事実上ゼロとなった。そこにこれらの困難をすべて解決できるとして、台頭してきたのが、アドルフ・ヒトラー率いるＮＳＤＡＰ（ナチ党）である。ヒトラーは、苦難の原因はすべてユダヤ民族にあるとして反ユダヤ主義を打ち立てたのだった。

そんな社会状況の中、アンネ・フランクはドイツのフランクフルトで産声をあげている。やがて、ヒトラーが政権を握り、ユダヤ人狩りが始まると、アンネ一家は逃げるようにオランダに移住したのだった。そこで父親のオットーは、ジャム作りに使う商品を扱うオペクタ商会を設立し、社長に就任する。運河に面したプリンセンプラハトに会社をかまえ、アンネ一家は後にこの会社の倉庫の空き家部分を隠れ家とすることになる。

やがて、ヒトラー政権は、道路整備や軍需産業に力を入れて、ドイツ経済を建て直し、国民の絶大なる支持を集め、他国への侵攻を開始した。オランダにも進軍し、アムステルダムの街もドイツの支配下に落ちることになる。

アムステルダムの市中にも、「ユダヤ人お断り」の張り紙があちこちに貼られ、ナチスによって数々のユダヤ人弾圧の禁令が出された。ユダヤ人は自転車にも、自動車にも乗ってはいけない、ユダヤ人学校に通い、ユダヤ人以外と交流してはならない（婚姻関係も同様に取り決められた）、買い物も午後3時から5時までとする、娯楽施設にも立ち入り禁止で、海岸のビーチにも出かけてはならない。禁令はあまりに多くアンネは日記にも書ききれないほどとなった。服には、黄色い星（ユダヤの星）の目印を付け、ナチスから招集を受けたものは出頭せねばならず、東欧の強制労働所に送られるのだった。

姉のマルゴーに呼び出し令状が来たのをきっかけにアンネ一家と友人らは、潜伏生活に入る決意をする。会社の同僚の非ユダヤ人が、発見されれば自分らも同罪と知りながら、アンネら8人の協力者となったのだ。

1944年8月、ナチスに連行されるまでの25か月間の日記が、ただ一人生き残った父親によって戦後に刊行され、世界的に読まれるようになった。これが「アンネの日記」である。さらに当時の隠れ家の様子を復元して、アンネ・フランク・ハウスとして公開されているのだ。

アンネには夢があった。「（私は）将来、文章を書いて身を立てたい……、かりに作家にならないまでも、他の職業につくかたわら、ものを書くことも続けていきたい」。彼女の日記には、潜伏している人間の恐怖、緊張、絶望、そしてやっと見出した一筋の灯火のような希望までもが克明に綴られている。

この間にもオランダでは、ユダヤ人狩りが激しくなり、たくさんの人々が強制収容所に送られていた。アンネは友人との会話が恋しかったのであろう、日記はキティという女の子に宛てた手紙の形式をとっている。

やがて日記は、アンネにとって生き甲斐となり、希望となり、精神的な支柱、命ともなっていく。しかし、その日記もとうとう途切れる。誰か（不明）によって密告され、アンネら全員がナチスに連行されたのだ。

「有罪を宣告されたユダヤ人」として、家畜車両で彼らが送り込まれた先は、アウシュビッツ強制収容所。乱暴に降ろされたプラットホームでは、運命の選別が行われる。病人、年寄り、子どもや母親はそのままガス室に直行させられ、残った人間は死ぬまで強制労働に駆り出される。アウシュビッツ強制収容所の門には黒い鉄文字で、「アルバイト・マハト・フライ」（働けば自由になれる）と掲げられていたが、ユダヤ人で戦後まで生き残った人はほんの僅かだけだった。

電流を流した青く光る鉄条網の中、アウシュビッツは〝世界最大の死の工場〟となっていた。今も一部が残るガス室跡。ふと見上げると天井近くの壁には多くの爪痕が残されていた。これは、毒ガス（チクロンB）が足元からだんだんに上に登ってくるので、母親らが子どもたちを抱きかかえ、天井ギリギリまで持ち上げて、子どもの命を助けようとしたときについた爪痕なのだ。

たとえ、ガス室を逃れたとしても、過酷な労働と劣悪な衛生環境、非常に貧しい食事に伝染病が蔓延し、骸骨のように痩せて、地獄の中で死んでいくのだ。

ドイツの戦況が悪化すると、アンネ姉妹はベルゲン・ベンゼンの収容所に移送され、残された母親は失意の中で病死する。ベルゲンの収容所には不衛生を背景に虱（しらみ）が大発生し、虱で病原体が媒介される発疹チフスの「史上最悪の大流行」が起こっていた。当然、アンネ姉妹も発疹チフスに感染する。赤い発疹に高熱、頭痛、意識混濁を起こし、急速に衰弱していく。ベッドから落ちたマルゴーは、もう起き上がることもできなくなった。その姉の死にアンネも最後の気力を失う。彼女も後を追うように数日後に息を引き取った。友人らは、痩せさらばえた二人の遺体を巨大な露天の墓穴に運んでいった。これが精一杯だったのだ。皮肉にもアンネの死後3週間でこの収容所は英国軍によって解放されている。

アンネは書くことの意義を「わたしの望みは、死んでからもなお生き続けること」としたためている。今、世界中に出版された日記を読み、多くの人々が人間の愚かさを痛感し、人権と命への思慕の思いに捕われているのをアンネ・ハウスの前の長い行列は物語っている。「世界のどこかでは食べ物がありあまって……（中略）、どうして一方には、餓え死にしなくちゃならないのでしょう」という日記の一文は、現代の私たちの矛盾を鋭く指摘しているのではないか。

海運の街、運河に面した隠れ家、私が訪れた8月4日は彼女がゲシュタポ（独国家秘密警察）に連行された日だった。今日もあの日と同じに晴れた静かな朝をむかえている。ここで、アンネはまさに死んでも尚生き続けて、語りかけている。

9. フランツ・シューベルトと梅毒

ドイツ、マールブルクに留学していた頃、私はよくDB（ドイツ鉄道）で旅をした。冬、一歩屋外に出ると、睫毛（まつげ）も凍って目が開かなくなった。ローカル列車の扉は凍りつき、やっと乗り込んだ車窓の外は、見渡す限り白銀一色に広がり、激しく粉雪が吹きつけていた。大自然が人間を寄せ付けようともしない凍てついた世界。厳しいドイツの冬は私には恐ろしくさえ感じられた。

その光景を目にしたとき、私の中でシューベルトの歌曲『冬の旅』が鮮やかに甦った。ドイツの厳冬をどこまでも歩き続ける孤独な主人公の青年の姿が、窓の外に見えるような気がした。そしてそれは、作曲者シューベルト自身でもあるかのように重なり合うのだった。

シューベルト（1797～1828年）の代表歌曲集『冬の旅』。主人公の青年は、失恋の末に社会から隔絶され、孤独の中でやがて深い絶望感に苛まれていく。そして、彼は自分の死を望みながらも、果たすことはできず、苦しみながら生き長らえて、手廻しのオルガンを鳴らす老人と一緒に旅に出る。彼は、死を思いながら、白銀の森、凍てついた石の街、そんなヨーロッパの厳冬の世界をひたすら歩き続けていく。作曲家としての人生の大半を病いで苦しみ、『冬の旅』の作曲当時も、死の病床にあったシューベルトは、この曲を「恐ろしい曲を聞かせよう」と友人に披露したという。

さらに彼が同じく病中に書いた歌曲集が『美しき水車小屋の娘』だった。『美しき水車小屋の娘』には、民話にもあるドイツ職人の遍歴の旅が歌われている。

中世の頃、ドイツの職人らは各地のマイスター（親方）のもとを渡り歩き、旅から旅の中で技術を磨いていた。そうやって数年の修行を積むことによって、ギルド（組合）からマイスターの称号が与えられ、一人前と認められるのだ。

『美しき水車小屋の娘』の主人公の職人は、水車を使った粉引き（穀物の製粉業）の親方のもとへ修行に行く。彼は、その親方の美しいお嬢さんに恋をしてしまう。しかし、思いは叶わず、彼は川に投身自殺をして果てる。小川のせせらぎのような曲の中で、青年の愛は死という形で完結していく。

フランツ・シューベルトは、生涯に630の歌曲と8つの交響曲を残した。彼は、『冬の旅』を創作した翌年、31歳で亡くなっている。彼の死因は神経熱と記録されているが、実は梅毒であった。有名な『未完成交響曲』を書き出したとき、彼は25歳であったが、すでに梅毒の症状に苦しめられていた。この曲が未完であるのも、梅毒の病牙のためであったとされている。

彼は、めまいや頭痛、短期的にくり返される精神錯乱で、ウィーンの市立病院に入院し、当時、梅毒に治療効果があるとされていた水銀治療を受けている。しかし、効果はなかったようである。梅毒はスピロヘータ科のトレポネーマ（Treponema-pallidium）という細菌によって引き起こされる性感染症である。この病原体に効く化学物質や抗生物質の開発は、20世紀まで待たねばならなかった。彼は慢性に進行していく病いに蝕まれていくしかなかった。全身に梅毒性の発疹が出てその皮膚症状のために頭皮は痂皮（かひ）に被われ、髪はそり落として、かつらで隠した。「僕はこの世でもっとも不幸でみじめな人間だということだ。もう決して健康が回復することはなく、その絶望感から人生をますます悪くしてしまう」。

彼はこう嘆いた。

死を望みながらも果たせず、珠玉の歌曲を創り続け、厳しい芸術の旅を歩み続けたのは、彼自身であったろう。絶望的とも感じられる『冬の旅』の歌詞。決して一流とは評価されていない詩人ウイルヘルチ・ミュラーによる民謡風詩集の主人公の、それでも生き続け、歩き続けているという姿は、シューベルトにとって、自身の生き様のように思えたかもしれない。

ウィーンには、シューベルトが晩年を過ごした家が残っている。美しく華やかな音楽の街というウィーンのイメージとは離れた、目立たない粗末な建物。注意しなければ通り過ぎてしまう建物。入り口にシューベルトが住んでいたことを示す灰色のプレートをやっと見つけた。薄暗く狭い石の螺旋（らせん）階段は、真ん中が磨り減ってくぼんでいる。細い鉄の棒のような手すりを伝って、暗い階段を二回りすると、見慣れたシューベルトのポスターが貼ってあった。現在はシューベルトハウスとして公開されている。「2ユーロ」、無愛想にそういって、犬を連れた老女が留守番のようにチケットを売っていた。あまり、見学者は訪れないらしい。老女の指差す簡素なドアを開けると、彼の部屋だった。いや、彼女の座っているその場も部屋の一部に違いない。

小さな、板張りの部屋に自筆の楽譜や日課の記録、ピアノが展示されていた。楽譜には、私のよく知る彼の名曲が綴られ、片隅では彼の歌曲がヘッドフォンで鑑賞できる装置もあった。ギシと音をたてる床を彼のピアノにそっと近づいた。小さなピアノだ。彼は、梅毒のため、左腕が麻痺してピアノを弾くこともままならなかったという。この部屋で、彼は病魔とともに歌曲を描き続けていたのだった。病状の悪化に伴って、この部屋から出ることもままならなくなったことだろう。部屋の窓を開けると、すぐ下は街路となり、正面にはより高く古い建物がある。この部屋からの視界を当時も塞いでいたことだろう。見上げると四角い空が見えるばかりだ。この空の色が、朝焼けのパールブルーから夜の漆黒に遷って一日を告げ、入り込む風の匂いとその温度が彼に四季を知らせたのだろうか。

シューベルトは詩をこよなく愛した音楽家だった。ゲーテやハイネなどの超一流の詩を丹念に選び作曲している。彼の死後、ゲーテは初めて自分の詩で創られた彼の歌曲を聞き、深い感動のため息をついたという。一方で、親しい友人たちの即興的な詩にも多くの名曲を寄せている。『美しき水車小屋の娘』や『冬の旅』も、文学的な評価はともかく、平易な歌詞と曲が見事に融合している。彼は、詩人の思いを織りなす言葉を理解し、尊重し、詩と音楽を一つにして、曲を創りあげていく人だった。

シューベルトは、病いに苦しみ、その苦難の中で、人生の本当の意味を知ることができたのであろうか。彼が、自身の死を意識し、それをも受け入れたとき、真の生きる喜びに到達し得たのかもしれない。そして、その生の尊さをその才能とともに、自分自身の生の証として、数々の歌曲に残すことができたのだろうか。

『冬の旅』の翌年、シューベルトは天国に旅立った。彼の墓は、ウィーンの中央墓地の楽聖ばかりの区画に、生涯尊敬してやまなかったベートーベンの墓とともに今はある。

私がここを訪れたとき、カスターニエン栗の大木から、茶色い葉がハラハラと落葉し、足元には栗がころがって、秋の終わりを告げていた。真冬に訪れても、いつも誰かが置いた花束を墓石に見つけることができる。『冬の旅』の曲を聞くたびにローカル列車で見た厳しいドイツの冬景色と、古い小さなピアノにたたずむ少し猫背な彼が目に浮かぶ。

10. プラハのユダヤ人墓地

チェコ、プラハの街を訪れた。朝早く宿を出ると、ヴルダヴァ川(モルダウ川)の向こうに壮麗な城塞を思わせるプラハ城が淡いパールブルーの空に聳(そび)えていた。そのプラハ城とマラー・ストラナ地区にむかって、旧市街からカレル橋が堅牢な石の道を渡している。朝靄の中、橋の両側に15組ずつ整然と並ぶ聖人の彫像が、神秘的な宗教観を秘めて佇んでいる。人通りのないこの時間にこの橋を渡ると、美術館の回廊を歩いているかのような錯覚すらする。芸術性の高い彫像には、そのしぐさに不思議なほどの躍動感がある。また一体ずつ、特有の表情が繊細に施されている。静寂の中に浮かぶ彫像のシルエットを眺めると、まるで今にも動き出して、城にむかって整列して行進していくのではないだろうか、そんな思いがした。

カレル橋を過ぎて、パリ通りへむかうと、大通りに並木道が続いている。「プラハのシャンゼリゼ」という呼び名のついた、この百年位の間に新しく整理された地区である。アール・ヌーボー様式の瀟洒(しょうしゃ)な建物が続く。旧市庁舎の広場のすぐ近くにあって、旧市街の中心部に程近い。そのような立地条件からか、高級ブランド店が軒を連ねる。そのショーウィンドウを見ながら、ふと、ここが19世紀までは、ユダヤ人の住んでいた居住区（ゲットー）であったのを思い出した。

ヨーロッパ社会では、中世の頃から長く、ユダヤ人迫害の歴史がくり返されてきた。この居住区に住んでいた人々を追い出して、パリに似せた新しい街の区画を造ったのだろうか。

シャンゼリゼ通りのそんな表面的な美しさに嫌気がさして、脇道に逸れると屋根に二つの時計のついたユダヤ人地区集会場に行き当たった。時計の数字は見慣れない文字で書かれてある。ヘブライ語だ。時計の針が逆回りに動いているのは、きっと数字も左回りに書かれているからだろう。そして、この側に古いユダヤ教の教会、新旧シナゴークが佇んでいた。このシナゴーク（ユダヤ教会堂）は、1270年に建てられたヨーロッパのゲットーに残る最古のものである。新旧とされるのは、16世紀に建て増しされたシナゴークとともにあるからだ。早朝であるから、まだ扉は閉ざされている。出直してこよう、そんな気持ちで先に行くと古い石造りの建物があって、出入り口らしい小さな門扉がついている。そこを通り過ぎようとしたとき、鉄のアーチ型の門の中を見てドキッとして立ちすくんだ。大小さまざまな灰色の墓石が乱雑に立っている。ユダヤ人墓地だった。

プラハのユダヤ人地区は、中央ヨーロッパでも最も古い歴史を持つ。ユダヤ人は、千年以上もの長い歴史をさまざまな迫害や大量虐殺の中で刻んできた。11世紀十字軍の遠征にも反ユダヤ暴動が起こり、14世紀の黒死病の流行にあっては、この伝染病（ペスト）の原因はユダヤ人が井戸に毒を投げ込んだためという流言が飛び、無実の罪で夥しい数のユダヤ人がヨーロッパで殺戮されている。今も生々しく記憶に残る第二次世界大戦のナチによるホロコーストと重なり合う。

職業や居住地の制限等、広汎に及んだ度重なる人権の迫害にも、プラハのユダヤ人地区は、近隣から逃げてくるユダヤ人を受け入れ、宗教活動を継続しながら、この地で生き長らえてきた。中世にあってはヨーロッパ最大のユダヤ人地区として存在していたのだ。

ユダヤ人は定められた居住地の中に、住居も学校も共同墓地もシナゴークも造らねばならない。狭い土地に多くの人々が押し込められ、密集して生活することになる。墓地も同様だった。

限られた墓地の敷地は、すぐに埋葬者でいっぱいになってしまう。伝染病がやってくれば、瞬く間に狭いゲットー内の人々に流行し、新たな死者が運ばれてくる。仕方なく、前の墓を掘り起こして、新たに死者の埋葬場所を上に重ねて造るという作業をくり返してきたのだった。これ以上、掘れなくなると、土砂を運んできては、新たな埋葬場所を上に重ねる。こうして、何段も重ねて埋葬したため、地中には棺桶の層が20にも及ぶところがあるという。墓石は、地上に残されるために同じ場所にいくつもひしめくようにおかれる。この狭い墓地内に15世紀前半から、18世紀までの死者が埋葬され、12,000の墓石があるという。

墓地内には細い道が一本、時おり曲がりくねるように通っている。墓石は、その多くが埋もれ、斜めに傾(かし)ぎ、折り重なるようにしながら、死者の名前や出身、職業などを記した一部分を見せてくれていた。動物の形をしたレリーフも多く彫られていたが、これらは死者の名前を示すともいう。

墓地を歩きながら、私はベネチアのゲットーの風景を思い出していた。きらめくような

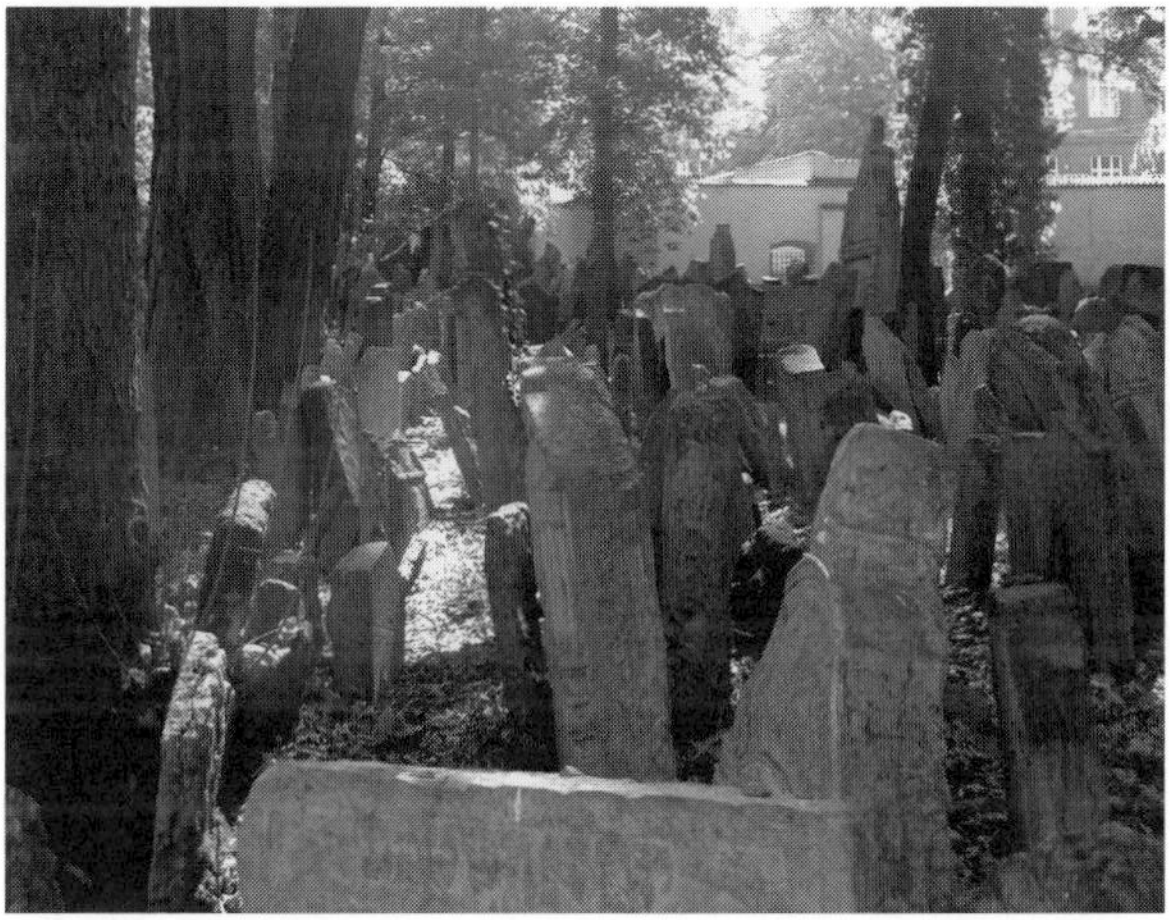
プラハのユダヤ人墓地

明るいベネチアの街並の陰にゲットーはある。狭い居住区に人々の建物は上へ上へと建て増しされていくしかない。縦に細長く建てられた建造物は、両隣に互いに凭(もた)れ掛かるようにして、ひしめいて立っていた。その風景が、私には、ユダヤの人々が過酷とも悲惨とも思える状況下でも、互いに寄り添って生き抜いているような、そんな姿に見えたのだった。この墓地が積み重ねられていく様子は、まるでゲットーの住まいと同じようではなかったか。

プラハのゲットーは、貧しい人々が住みついた不衛生な場所として、19世紀に取り壊され、今はシナゴークと墓地を残すのみとなっている。そして、この墓地の風景もまた、まるで歴史の生き証人のように、生前の人々の生き様も、その苦悩や悲しみさえも伝えるかのように静かに時を刻んでいた。

墓石のところどころに小さな石が置かれていた。ユダヤ人墓地では、花を供えずに小石を捧げるという。たくさんの小石のある墓標は、ユダヤ教最高司祭イェフダ・ベン・ベカレル（通称ラビ・レーブ）のものであった。ラビ・レーブは多くの伝説を残す人物である。泥から人工人間ゴーレム（ヘブライ語で胎児の意味）を創り、外敵から守るためにユダヤ人に仕える役目を与えたという。そのゴーレムは、新旧シナゴークの地下室のどこかに今も眠っていると伝えられる。

外敵から身を守り続けることが、ユダヤの人々の生き延びるための術の多くを担っていたのではないか。第二次世界大戦の最中、ナチスドイツの侵攻によって、チェコの全土でユダヤ人狩りが行われ、7万8千人が虐殺されたという。このプラハでもまた、多くが命を落とし、あるいは追放され、逃げ惑った。強制収容所に連行され、またはカレル橋からヴルダヴァ川に突き落とされて殺された者もいる。ナチスのゲシュタポは、このユダヤ人墓地をも、踏みつけるように侵攻したのだろうか。

ふと、気がつくと墓地の出口にまで辿りついていた。振り返ると倒れた墓石を陽の光りが柔らかく包んでいる。見上げると、ひしめく墓石の間から伸びた木々が枝をひろげ、緑色の葉がチラチラと朝陽を反射して揺れていた。

11. 『櫂』に読む スペイン・インフルエンザ

大正時代の初夏、高知の町に紫蘇(しそ)色に熟れた楊梅(やまもも)売りの姉さんの声がする。『櫂(かい)』（宮尾登美子著）の主人公の喜和は、夫（岩伍）の好物のそれを籠いっぱいに買う。楊梅は「夏病み除け」、まず神棚に祀ってから、大事に町内に配るのだ。

喜和は15歳で博打打ちの渡世人、岩伍のもとに嫁いできた。やがて夫は、芸妓娼妓を料理屋遊郭などに世話をする紹介業（女衒(ぜげん)）を生業とするようになる。生き身の女を女郎屋の地獄へ突き落とした報酬で飯を炊き、衣を整え、子どもを学校へやる。この街は貧乏人ばかり、娘の身売りは親孝行、それを仲立ちするのは人助けとばかりに夫はいうが、喜和には後ろめたい。

家業に女が口を出せば、気性の激しい夫は、容赦なく喜和に手をあげ、命に背けば足蹴にする。さらに女浄瑠璃の娘義太夫に子を産ませ、喜和はその赤児を掌中の珠のようにして育て上げるが、一方で長男は結核を病み早世し、次男は進学するも大の放蕩者になった。「流行性感冒(はやりかぜ)というのは暴風雨(しけ)と同じよ」の言葉通りに大正7年(1918年)高知の町をスペインかぜが襲った。

スペインかぜは当時の「新型インフルエンザ」であった。「新型」のウイルスには誰もが免疫を持たない。ウイルスに曝されれば皆が罹る伝染病だった。乾燥した藁に火の手が上がるように疫病は人から人へと移っていく。そして、「町内にぽつりぽつりと患者が出始めたのを聞いたら、一両日のうちにはもう全体に拡がって」、「町は水底に沈んだように」静まり返り、普段の生活風景は蝋燭(ろうそく)の灯が消えたようにまっ暗闇になった。

このスペインかぜの悪辣さときたら、地獄絵を見るような具合だった。患者は数知れず、「高知市の人口の4割5分が罹患し、うち一割は死亡した」といわれる。

この疫病は「貧乏人と妊み女を狙い撃ちにする」のだともいわれ、妊婦の流産、死産、死亡が相次ぎ、「後にこの年生まれの子どもが小学校に上がるとき、生徒は例年の半分にも充たなかった」という。

貧乏人と年寄りばかりの裏長屋には、岩伍に長女を売りにきた母子も住んでいた。岩伍は、すぐさま喜和にありったけの米を母子に届けるように命じたのだった。

「伝染るきに、恐うて……」尻込みする喜和を、岩伍は激しい口調で怒鳴りつけると、自分も裏長屋へ配る米と銭の算段に表へ飛び出していった。

裏長屋の住人は普段から食うや食わずの生活にスペインかぜの伝染病がやってきたのだからひとたまりもない。家ごとに重病人が粥も食べられずにいるのだ。

喜和は一升ばかりの米を下げて、長屋の母子のもとへ向うが、裏長屋のあまりの貧しさに足がすくんだ。戸もない小屋に襤褸の塊がこんもりしているのは、竹筒を吹いたような咳をして震える〝人〟だった。屋根の所々に空が見えている。雨風をどう避けているのか、竈と便所の並ぶ土間は、水はけが悪いのか、便壷が溢れたのかじめじめと湿って異様な匂いがする。しんと静まり返ってはいるけれど、ここには飢えた多くの人々が虚ろな表情で、無言のままにじっと喜和を見据えているのだ。米は母子には十分であっても、ここには一さじの粥を必要とする病人が数多いる。一升の米をどうやってこの病人らに分けることができよう。米はあまりにも長屋の住人には足りなさ過ぎた。今ここで、米を見せたなら、多くの病人が這い出て奪い合いになろう。母子の家は、長屋のさらに奥手にある。前に進むのが堪らなく恐くなった喜和は、とうとう身をひるがえして逃げ帰ってしまう。

その夜、長屋の母子が冷たくなって見つかった。骨と皮に痩せて、乳飲み子が先に逝き、その数時間後に母親も尽きたらしい。喜和が米を届けようとした時にはもはや手遅れであったのかもしれない。しかし喜和は、あの時引き返さなかったなら、遊女に売られた娘への末期のひと言でも聞いてやれたかもしれず、粥の一さじでも作ってやれたのではなかったかと悔やむ。

地獄谷の焼き場を目指して運ばれていく大小の棺を喜和はどうしても見送ることができない。岩伍は「情の薄い女子よ」というが、最後を看取ってやれなかった自分の愚かさ、自責の念が居たたまれない後悔となって、棺に目を向けることができないのだ。

スペインかぜの流行した大正7〜9年（1918〜1920年）は、平時の日本で最も多くの死亡者を出し、全国で約45万人が犠牲になった。大正7年11月16日の高知新聞には、「大切な稼ぎ人に病みつかれた上に幾人もの家内が枕を列べて医療の手立ても受くるに能はず」と、医療も受けられず、薬もない状態を伝え、赤十字病院や済生会病院に救済措置の機会を設けることを訴えている。

新型インフルエンザとは、このような伝染病なのだ。数十年の周期で必ずやってくる、人間の力では避け難い天災、災害である。現在、新型インフルエンザのもととなる鳥インフルエンザが世界中に拡大し、だんだんに人への感染を増している。鳥ウイルスは、このようにして人へ感染をくり返すうちに、人から人へ移りやすい人ウイルス「新型インフルエンザウイルス」に変身して、人社会で大流行してきた。今、日本の社会は、この天災・災害を少しでも減災する対策を全国民で、至急にとらねばならない時期にきている。新型ウイルスの流行が始まったなら、多くの患者が殺到する病院では、医師や看護師がまっ先に倒れ、先端医療を誇る現代であっても医療行為の継続は難しいだろう。薬はすぐに底を尽き、薬のない状況がやってくる。自給自足でなくなった現代、多くの労働者が倒れれば、物流が止まり食糧も不足する。家族が数週間を最低限しのげる食糧が家庭に備蓄されていなければ、一杯の粥にも困ることは、今も変わりはない。

一杯の粥をという喜和の心は、今、米や味噌、乾物、缶詰を備えておけよ、という声にも聞こえないだろうか。スペインかぜの流行った高知の町の通りには、普段の賑やかな物売りの声もピタリと止んだことを思い出さなければならない。（宮尾登美子『櫂』より引用）

12. グリムの伝承の世界

ドイツの小さな大学町、マールブルク。山の上には方伯城、古い教会と由緒ある大学、そして、ラーン川が流れている。ゴツゴツした石の一つ一つにも表情があって、そして強い意志で跳ね返すような硬いマールブルクの石畳を、私はメフィストの靴でよく歩いていた。

まるでおとぎ話の中のような木組みの家々の並ぶ旧市街を抜けて、エングガッセ（狭い路地）まで来ると、私は必ず立ち止まって、古い木組みの家の白い木枠のついた窓を見上げた。ここはグリム童話のグリム兄弟がマールブルク大学法学部の学生であった時の下宿だ。グリム童話や伝説集は、兄のヤーコプ（1785～1863年）と弟のウィルヘルム（1

786〜1859年）の兄弟が口伝えの昔話を集積したものである。これら『子どもと家庭とメルヘン集』は、彼らの若い頃の仕事である。実は、ゲッティンゲン大学やベルリン大学で最高の栄誉を受けた兄は法学者・言語学者、弟は古代ゲルマン文学者であった。

グリム一家は、長男ヤーコプが11歳のときに裁判官であった父を亡くし、救貧院で暮らすことになる。兄弟は、弟や妹の世話をし、母をよく助けて成長した。学業が優秀であった二人は、奨学金を得てやっと進学する。一部屋の狭い下宿、小さな机、固いベッド。文具も本もすべてを共用して学んだ。早く父親と同じ裁判官になりたい、収入を得て家計を助けたい。マールブルク大学は、父が学び弁護士資格を得た、縁深い大学だった。

そんなグリム兄弟は、この地で、後にグリム童話の生まれる背景となる文学的影響を与える恩師と出会うことになる。ローマ法を講じ、さらにゲルマン法の研究をしていたザビニー教授である。教授は、伝説や昔のお触れ書きなどを収集し、キリスト教に改宗前のゲルマン民族の法慣習を調べていた。

二人は、その教授の許へ教えを乞いに、下宿から恩師の家に通い詰めた。石畳の凍てつくような冬でも、教授の家に向い教えを受け、多くの蔵書を引き写したのだった。この経験と出会いから、後にメルヘンの編纂を始めることになる。

兄弟が、伝説や伝承を聞き取り、それを正確に書きとめて編纂したのは、古代の法慣習をつぶさに知ろうとする学者としての視点でもあったろう。グリム童話の白雪姫を執拗に虐(いじ)め、殺害を指示するのは、初期の作品では実母であった。毒入り林檎を用意し、狩人に命じた白雪姫の心臓をガツガツと食べるのも実母である。

「ヘンゼルとグレーテル」は、中世のヨーロッパによくあった子捨ての話である。しかし、この話も初期には子どもを捨てるのは、実母であった。編纂初期の話は、民衆生活の中に密接に息づき、当時の人々の生活、世相や文化がより色濃く反映されている。ドイツという自然環境が厳しく、昔は豊かでなかった国の生活を偲ぶ、悲しく恐ろしい、無慈悲なストーリーが多かった。これらは、後にかなりの部分が書き直されている。

グリムの通った道は、200年を経ても変わらずに残っている。エンゲガッセから、真ん中のすり減った石の階段を上がって、螺旋(らせん)の石段を登り切ると、視界が拓け、そこはマリア教会の広場に通じている。教会の広場からは、眼下にマールブルクの街が見渡せる。小高い山にへばりつくように街ができ上がっているから、家々のオレンジ屋根を敷き詰めたように見える。彼方此方(あちこち)に修繕された跡がある古い屋根、鎧戸(よろい)のついた窓も珍しくはない。留学中、私はよくここに立っては、魔女が窓から窓へ空を飛び、煙突に箒で降り立つ様子を心に描いていた。このマリア教会の前の石段をさらに登ると、兄弟の恩師ザビニー教授が住んでいた家がそのままに残っている。

教授の家から眺めると、マリア教会の尖塔のてっぺんが目の前にある。この少し曲がった塔に向って、古いコートを羽織り、分厚い本を抱えて帰っていく兄弟の姿が見えるようだ。

マリア教会の石の壁を通して、オルガンの演奏が聞こえてきた。重い扉を開くと、オルガンの音が大きく響き渡る。ゴシック式の教会の高い窓から、陽の光がステンドグラスを通して、たくさんの七色の光の珠を石柱に創り出していた。その光の珠をつかまえるように石柱に手をあて触れてみた。

この古い教会も、さまざまな疫病や戦乱を経て、今ここにある。長い年月、人々が泣き叫び、崩れる心を受けとめて、心の礎としてその役目を果たしてきたのだろう。この石柱は、人々の悲しみも苦しみも、そして、流れ出た血をも沁みこませてきたのであろうか。教会の石壁や石柱の感触を確かめると、ふと、グリムの編纂した伝承の世界の風景が広がってきた。

稚拙な農業技術に頼って辛うじて食いつないだ時代。早い冬と遅い春にはきまって餓えが待ち、飢饉でなくともどうにか飢えをしのぐような食べ物しかない。多産多死、乳幼児の死亡率は非常に高く、それを乗り越えても、病いにはわずかばかりの薬草を煎じ、寒さに震えて、やっと冬を越す。そこへ伝染病と戦乱がやってくる。

グリムの描いた文学は、現実の人間の生活を直視して生まれてきた伝承の世界だったのだ。人が生き難かった時代の民衆の生き様、それを忠実に救い上げた学問が、グリム童話の本質だった。口伝えのメルヘンや伝説などの小さなかけらを大事に拾い集めて、それをつなぎ合わせたとき、伝染病と飢え、戦渦に苛(さいな)まれながら生涯を生きた中世の人々の声が、グリム童話を通して、息を吹き返して語りかけてきたのだ。だからこそ、この童話は国を越えて、広く人々の心に浸透したのではないか。

ふと教会の壁に、聖母像のレリーフを見つけた。「マントの聖母像」である。優しい表情の聖母マリアのひろげたマントの中に包まれて、老いも若きも、病者も子どもも祈っている。不意にオルガンの曲が教会の高い天井を駆け巡った。そして、それに導かれるようにして、今、兄弟とともに多くの老若男女の祈り声が聞こえてくるように思えた。

「私が常に念頭においたもう一つの根本原則は、学問の研究において、なにも価値のないものとして捨てないこと」（ヤーコプ）。兄弟の研究生活において、生涯貫き通された信念である。もう一方の偉業、兄弟が編纂を始めた『ドイツ語辞典』（ドイツ語のあらゆる言葉の用法を古代ゲルマン語から現代まで網羅した膨大な辞典）は、完成までに1838年から1961年までの123年を要している。兄弟が生前手がけることができたFの項より以降の部分は、代々弟子たちに受け継がれ、ドイツの東西分割時代にも、共同で作業が続けられた。辞典の完成前に初期の部分の改定が始まったという徹底ぶりは、二人の精神が、今もドイツの研究者の中に脈々と生き続けていることを示しているようだ。

13.
煙突掃除夫のがん

ウィーンの旧市街、シュテファン寺院からグラーベン通りのペスト塔に参り、華やかなショッピングエリアをコールマルクト通りまで歩く。きっとかつてはコールのマルクト（炭市場）がここに立っていたのだろうか、ウィーンの長い冬を越えるために炭市場（コールマルクト）は、さぞや賑わったであったろう。

ショパンが「華麗な大円舞曲」を作曲した部屋も、ハイドンの住んでいたという建物もこの通り沿いにあった。街中を迷子の子どもが家を探し求めるみたいに歩き回って、レース編みの鎖のようなバルコニーの手すりや、建物につけられたその店の職業を示す看板を物珍しく眺めていた。

「ああ、煙突掃除夫の看板だ」。黒い上下の揃いの服に白い帽子、肩には長い掃除ブラシを輪にして担ぐ。そんな姿が瀟洒(しょうしゃ)な建物から突き出している。

ドイツでも春や秋、煙突掃除夫に出会うことがあった。私の下宿では大家さんが、今も暖炉で大きな薪を赤々と焚いて冬を越していた。「煙突掃除人は縁起が良い」と、そのお人形なども売られているが、ドイツでは燕尾服にシルクハットのようなお洒落な服装でやって来た。ギルド（同業者組合）のきまりの服装だという。作業効率はよくなさそうだが、その出で立ちは長身の男性にはよく似合っていた。しかし私には、煙突掃除といえば、職業がんと過酷な労働環境、そして幼児労働と虐待の記憶の方が鮮烈だった。

煙突掃除は、石炭や木炭などの不完全燃焼によって出る有毒な発がん性物質のスス（カーボン・ブラック）による職業病として陰嚢(いんのう)がんが起こることを世に知らしめた悲惨な仕事であった。

18世紀以降、イギリスを中心とするヨーロッパの都市で鉱工業が発達し、煙突の中のススを払い落とす煙突掃除の需要が高まった。大きな煙突の内側には階段がついていて、体の小さい煙突掃除少年（煙突小僧）が、階段を登りながら内壁についたススをブラシで払い落としていく、そんな過酷な作業が行われていた。

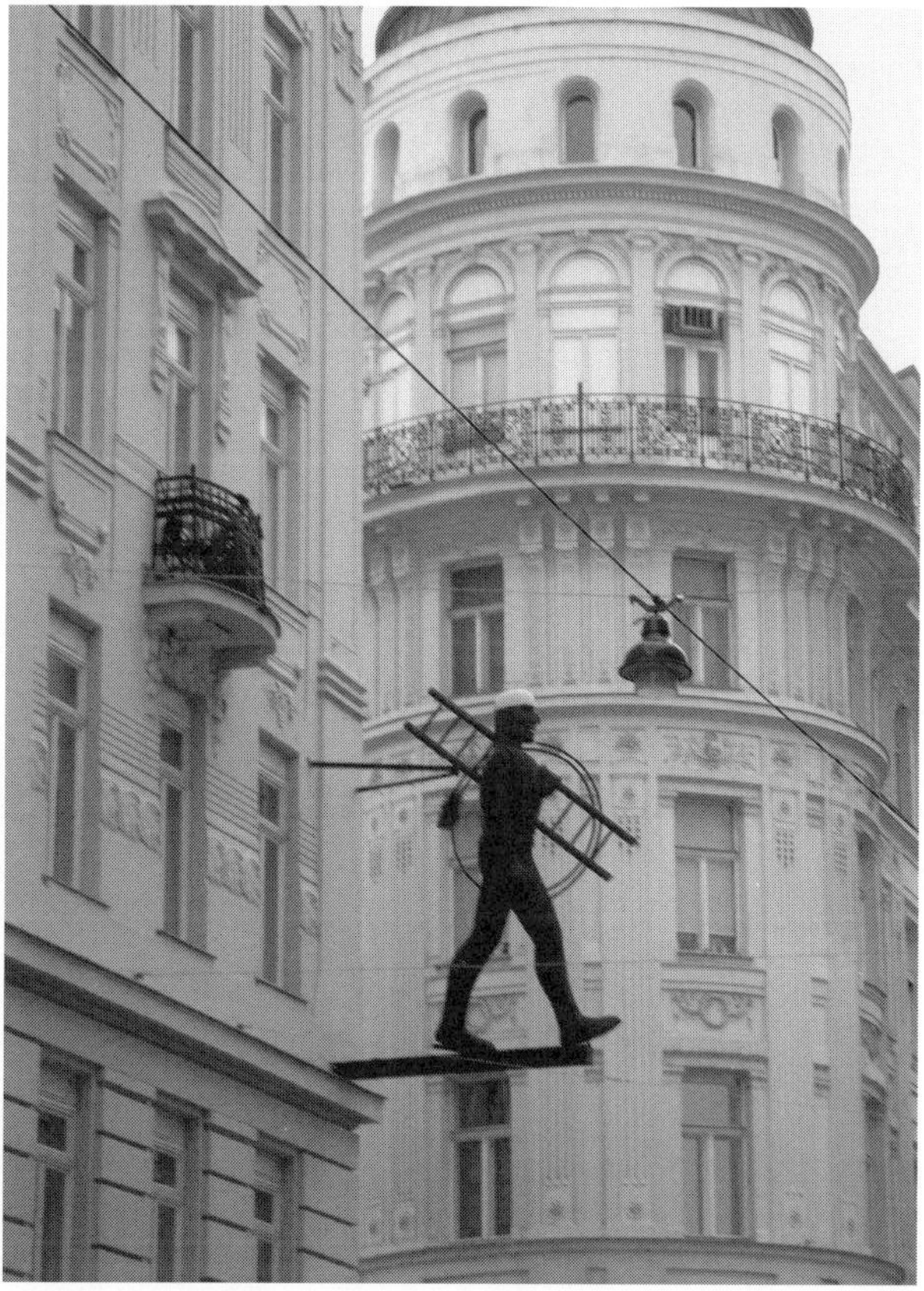

煙突掃除夫の仕事請負いの看板（ウィーンの街角にて）

さらに家々の暖炉につながった煙突でも、狭い煙道の内壁についたススを落とす作業が必要になる。

当時、狭い煙道には、体の小さい5、6歳の幼児が駆り出された。煙突の中に入って、背中と膝で煙突の内壁を押しながら、ブラシでススを払い落としていく。

頭にはスス避け帽をかぶり、口にも布をあてがってはいるがほとんど役には立たない。ススまみれになって一日中、煙突の中を毛虫のように這い回って働くのだ。

これには、救貧院や養育院、貧困家庭のとくに栄養状態も悪く小さい子どもが選ばれたのだ。

こうして、ススを吸い込み、また皮膚に塗りつけるようにして、毎日作業が続けられる。ススの発がん性作用によって、約十年の後、彼らが青年期を迎える頃に、多くの煙突掃除の少年が陰嚢がんを発症して命を落としていった。

さらに信じ難い虐待も日常的に行われていた。大人たちは、煙突少年らが煙突から降りてくるのが遅いと、「足を焦がしてやりゃあがむしゃらになって出て来る」といいながら、下から火を焚きつけるという非情なことも行なっていた。

当然、窒息する子どもも出た。真黒になった体は、濃い塩水で擦って洗うために皮膚はごわごわになる。そこに火傷がくり返され、炎症をくり返す。わずかばかりの食事をあてがわれ、学校へも行けずに働かされる。

この時代、貧困家庭では幼児であっても、食べるための労働に駆り出されていた。時に4歳の子どもまでいたという煙突小僧は、その典型例であった。

これらの惨状は、主に18世紀から19世紀のロンドンで明らかにされ、文学にも表現されてくる。ウィリアム・ブレイクの『無垢の歌』という詩集の中に〝煙突小僧〟をテーマにした一編の詩が入っているが、煙突少年らの悲痛な叫びが心に刺さってくるような作品である。1785年にジョーナス・ハンウェイが著わした「ロンドンならびにウェストミンスターにおける煙突掃除夫に関する感傷的物語」は、少年らに対する虐待防止と衣食住、教育の対策を提言しているが、この出版の後に煙突少年らの救済条例が制定された。そして、作家チャールス・キングスリの描いた物語『水の子』でも煙突少年の主人公が登場してくる。ここで語られる煙突少年の実状が、児童労働保護の立法につながっていった本が、子どもたちを救済する法律につながったという事実を知って、私は、〝出版の力〟というものを知り、政治を動かし立法までを可能とする、〝言葉〟を信じる気持ちになった。

その後、煙突掃除業務に警察の監視が届くようになり、16歳以下の子どもが煙突掃除現場で作業することが禁止された。さらに、機械が開発、導入され、煙突の中を這い回るような過酷な作業は改善されていった。燕尾服の美形の青年であっても務まる職業になっていったのだろう。

現在のウィーンの街角に看板があるように、集中暖房やガスの暖房が普及した今でも、煙突掃除の仕事は現役である。ウィーン市の住宅では、1本の煙突それぞれに煙突掃除士による年1回の掃除と3回の点検が、条例によって義務づけられている。煙突掃除士の養成学校もあり、資格試験を経て、組合へ加盟した後、商売をする地域を割当てられる。親代々と引き継いで煙突掃除士になっている場合も多いという。ウィーンの煙突掃除士は、白い帽子に黒い作業着が制服のようだが、看板のスッと背筋を伸ばして歩く煙突掃除士の姿は、仕事への誇りと自信を感じさせる。ドイツの燕尾服姿も、仕事への気高い誇りであるように思える。

明るく華やかなウィーンの目抜き通り。きらびやかなショーウィンドウの上の看板は、1・5メートル以上もある立派なものだったが、それを見上げたとき、私は、チャールス・ラムの『エリア随筆』にある煙突掃除の仕事を始めたばかりの男の子の姿を思い出していたのだった。「初めて黒くなった顔には桜色がほのみえ、母親の拭ってくれた跡が頬にまだ残っている」少年が、「若い雀」のように明るく街路を走っていく、そんな姿が見えるようだった。

そして、次の瞬間には外科医パーシバル・ポット（1714〜1788年）が、その詳細な観察記録を報告した「それはつねに陰嚢の下部にあらわれる」という「煙突掃除人のがん」の残酷物語を、私は鮮明に思い出して立ちつくしていた。

14.

モーツァルトのマルクス墓地

私が初めてウィーンの街を訪れたのは学生の頃、カスターニエンの葉が広がって、ゆさゆさと陽の光りを反射させながら揺れていた初夏だった。眩いばかりの日差しの中、公園のような中央墓地には、観光客のざわめきと色とりどりの献花に囲まれるようにして、ベートーベンやシューベルトらの墓があった。

ここは楽聖の墓ばかりを集めて造られた一角で、ウィーンの観光名所となっている。中央にあるひときわ目立つ塔はモーツァルトの記念碑で、彼の墓ではない。彼の遺体は、今は新たな埋葬所としては使われなくなったマルクス墓地に埋葬されたが、正確な位置は不明とされる。墓の位置すら定かではないモーツァルト。マルクス墓地に参ってみたい、そんな想いにとりつかれて、十数年の後、私は秋も深まるウィーンに戻って来た。

モーツァルト（Wolfgang Amadeus Mozart、1756～1791年）は、最も有名なクラシック音楽の作曲家、ウィーン古典派三大巨匠の一人として、ハイドンやベートーベンと並ぶ楽聖である。オペラ、宗教音楽、歌曲などの声楽曲から、交響曲、協奏曲、室内楽曲、ピアノソナタまで、あらゆるジャンルの作品を作曲し、生涯に700曲以上を残している。

彼は、幼い頃からよく旅をした。ザルツブルク宮廷楽団のバイオリニストの父、優しい母。父レオポルトは、モーツアルトが6歳のときからフランス、ドイツ、イタリア、オーストリア等を連れ巡った。

モーツァルトは、その地で多くの芸術家と出会い、オペラや器楽法等の知識や技術を吸収し、さらには語学力を身につける。彼のオペラの自然なイタリア語の流れ、アクセントや区切りを生かした歌は、少年時代のイタリア滞在の賜物であろう。稀なる英才教育の旅の後、神童といわれた彼は、やがて神の領域にまで昇華していく。

6人掛けの馬車に揺られながらの演奏旅行は、長じては音楽での職位を求めての宮廷や貴族の屋敷巡りともなった。ハプスブルク家の女帝マリア・テレジアの「モーツァルトを雇わないように」という手紙の所為（せい）か就職は決まらず、モーツァルト親子は失意のままヨーロッパ中を旅する。

そんなモーツァルトは、1781年25歳のとき、生まれ故郷のザルツブルクから、フリーの音楽家としてウィーンに移り住む。ザルツブルクの司教と訣別し、厳格な父の反対を押し切ってのことだった。以後、亡くなるまでの巨匠期の十年間を、ウィーンの地で生きた。

モーツァルトは、ウィーンに来てからしばらくの間は大変な人気で、予約演奏会等から高額の収入があったが、その後、多くの借金を重ねて、生活自体には困っていたという。幼い時から染みついた贅沢な生活、ビリヤードに賭博、高価な衣装代は、演奏収入だけでは苦しかったのだろう。幼少期からのリューマチの持病にも苦しんでいた。作曲家は貴族のお抱え職人であり、オペラ公演やおびただしい楽譜の出版による権利が、収入につながらなかった時代だった。

カロル（Karol）通りから南駅を越えて、マルクス墓地に向かう郊外に向かって車の往来の激しい道を歩いていく。道はだんだんに狭まって、歩道がなくなるとフルスピードの車が側を通り抜けていく。二つの車道が一本になる交差点の信号をようやく渡って、住宅街を抜けると、灰色の集合住宅が何棟も続いている。

旧東ドイツによくあった典型的な味気ない建築群。ここを通り抜けないと墓地にはたどり着かないから、俯(うつむ)いて身を硬くしてひたすら歩く。

木々に囲まれて、墓地の鉄の門扉が見えてきた。キイと音をたてて、中に入るとカスターニエン栗が、ポトンポトンと綺麗な茶色い実を落としていた。その実を拾いながら、古い昔の墓石の中のゆるやかな坂を登っていく。木々はうっそうとして昼でも暗く、墓石の中には、朽ち崩れたものもある。マルクス墓地は、中央墓地とは対照的に19世紀初期からの姿そのままにあった。

モーツァルトが、ここに埋葬されたのは１７９１年の12月5日。35歳だったモーツァルトは、ラウエンシュタインガッセの借家で午前零時55分に死んだ。毒殺説まであるのは有名だが、「急性粟粒疹熱(ぞくりゅうしんねつ)」というのが検死結果である。実際の死因はリューマチ熱ともいわれる。細菌感染、免疫病理機構の概念も抗生物質もまだ何もない時代だった。

聖シュテファン大聖堂の死者台帳に記載され、この教会の内陣、十字架礼拝堂でキリスト教徒としての最後の祝福が行われている。ミゼレーレ等の演奏もなく、妻コンスタンツェと幼な児の二人は立ち会っていない。最低料金の、あくまで庶民扱いの淋しい葬儀で送られた。

その日は悪天候で、寒さと強風に彼の棺を乗せた霊柩馬車に参列者は誰も同行しなかった。御者ひとりの霊柩馬車でウィーン郊外（当時）にあるここマルクス墓地に運ばれ、〝5人一組〟の共同墓穴に葬られた。墓碑もない。このために正確な場所はわかっていない。マルクス墓地はもう使われていない。木々の間をリスが飛び跳ねるように走っていた。そんな視覚的な静けさの一方で、木々のすぐ向こう側を走る高速道路の車の喧騒がひっきりなしに聞こえる。この騒音は彼の永久の眠りを妨げるような気がして、参っている間中、私は気になって仕方なかった。〝墓とされる〟場所には天使がうつむいて涙しているような像が墓碑とともにあった。天使の像の見えるベンチに腰を降ろすと、大きな葉がハラハラと舞い、時折り人影も見える。中央墓地の賑いや物見遊山の喧騒よりは、ここの無機的な騒音の方がよほどマシかもしれないとも思う。

モーツァルトの曲の鮮やかな清明さとは対照的に、彼はいつも死を最良の友と思って、人生の悲劇や愛憎をも知り抜いていた。あのたぐいまれな〝感性〟の持ち主であるなら、俗世を生きるだけでも苦悩がつきまとったであろう。その感性で、苦悩さえも晴れ渡る青空のような清々しい音曲に乗せて飛び越えていく、そんな彼の芸術が生まれたのかもしれない。

(神) デウスに (愛される) アマ、アマーデウス (ラテン語) という彼の名。墓石の側で、うつむいて泣く姿は、天使であろうか、彼を愛する聴衆なのか、彼自身なのか。

彼のオペラは今や世界中で思い思い上演がなされている。演出家によって、現代的にアレンジされ、ヒーローやヒロインも現代人らしく変貌を遂げている。

ニューヨークの麻薬中毒の〝注射を打つドン・ジョバンニ〟は、私にはとうてい受け入れがたい設定ではあったが、彼ならどう感じるのだろうか。ザルツブルクで上演された、青白く虚ろな姿で、血を求めて女性を追い回す吸血鬼のドン・ジョバンニを、彼は幽冥(ゆうめい)からどう見下ろすのだろう。

気がつくと段々に日が傾いて、墓石が長い影を草むらに落とし始めていた。来た道と同じ道程を、私は今度はゆっくりと振り返りながら戻っていった。

15.
向田邦子の桜島

どこからか沈丁花（じんちょうげ）の花の香りが漂ってくる。早咲きの桜なら、もうその枝先に一つ二つと花を開かせ始めた頃だった。「今日は曇って、桜島がほとんど見えませんね」。鹿児島県薬剤師会館の窓からは、天気の良い日には真正面に、海にどっかりと座した桜島の全景が望めるのだそうだ。私が出向いたその日は、朝から小雨が煙るように降り、重苦しい雲の下に桜島の裾だけが海上に見え隠れする。

「東京からお呼びしたのに桜島がこれでは」と、申し訳なさそうにため息をつく副会長さんを振り返って、私は「講演に来たのですから」と無理に笑顔を作った。

私が鹿児島を訪れるのは二回目になる。前回は学会だった。かけ出しで演題発表にも慣れていなかった私は、桜島を見上げることも忘れていたのだろうか、終日会場に籠っていたにせよ、市内のどこからでも眺められるというのに、桜島の勇姿を見たという記憶がない。それから十年余りが経ち、薬剤師会から講演を頼まれたとき、鹿児島に行きたいという思いが湧き上がって、無理矢理スケジュールをあけて、「はい」と頷いていた。

なぜ、鹿児島に惹かれたのか、それは、向田邦子さんのエッセイに出会ったことにあった。エッセイにあるこの街を見たいという思いがつのっていた。向田さんは、有名な放送作家であり、直木賞作家でもあった。テレビやラジオ番組の脚本を多く手がけてもいた。しかし、私はどういう訳か、それらの作品を一度も見たり、聞いたりしたことがなかった。私は、まるで映像を見せられたかのように描写された風景の中に、人の痛みも哀しみも小さな幸福さえも、含んで織り込んで綴られている彼女のエッセイが好きだ。そこには、戦前の中流家庭の暮らしが子ども時代の思い出として語られ、戦中の庶民の生活が等身大の少女の目で映し出される。そして後には、女がひとり、秘書や編集者を経て、ペン一本で生きていこうとする中での、心の揺らぎも苦労も垣間見せてくれる。

『父の詫び状』と題されたエッセイ集は、46歳で乳がんの手術をした彼女が、血清肝炎となり右手が利かないままに、左手で綴った連載をまとめて生まれ出てきた。「癌」と

「死」という文字が特別に思えたという当時の彼女が、「誰に宛てるともつかない、のんきな遺言状を書いて置こうかな」としたように、病いと死を意識しながら、心の隅まで気張って気丈に綴ったものであったろうか。

その中でも戦火の向田一家が語られるエッセイは、特に心打つものがある。向田さんは、終戦の年は女学校3年生。前年までは軍需工場に動員されて、旋盤工として風船爆弾の部品を作っていたという。3月10日の東京大空襲を自宅で家族とともに経験している。

「『空襲』この日本語は一体誰がつけたのか知らないが、まさに空から襲うのだ。真っ赤な空に黒いB29、その頃はまだ怪獣という言葉はなかったが、くり返し執拗に襲う飛行機は巨大な鳥に見えた」（ごはん『父の詫び状』）。

炎が真っ赤に上がり、リヤカーを引き、家族とともに逃げ惑う人々、その中で大八車の上に一人置き去りにされた、見ず知らずのおばあさん。向田家では、両親と彼女は家に残って、水に浸した火たたきで、家の火を消し、弟と妹は濡れ布団をかぶって空き地に逃げた。「火の勢いにつれてゴオっと凄まじい風が起り、葉書大の火の粉が飛んで来る」。生け垣の上は、火のついたネズミが駆け巡るように火が走る。「このまま死ぬのかもしれないな」と思い、「もはやこれまで」と思ったときに風向きが変わり、顔中煤だらけ、まつげが焼けてなくなって、彼女は生き残っていた。「次はかならずやられる。最後にうまいものでも食べて死のうじゃないか」という父親の発案で食べた最後の昼食。白いごはんとさつまいもの天ぷら。これでも戦中では大変なごちそうだった。「泥人形のように親子5人が車座になって食べた」。「もっと食べろ、まだ食べられるだろ」と父のすすめたさつまいもの天ぷらを、彼女は生涯、「心に残るごはん」として忘れなかった。

学童疎開していた妹が、百日咳をわずらって帰って来たとき、少女の向田さんは庭のカボチャをうらなりまでも全部収穫して部屋に並べて待った。「夜遅く、出窓で見張っていた弟が、『帰ってきたよ』と叫んだ。茶の間に座っていた父は、裸足でおもてに飛び出した。防火用水桶の前で、やせた妹の肩を抱き、声を上げて泣いた。私は父が、大人の男が声を立てて泣くのを初めて見た」（字のない葉書『眠る盃』）。

修羅場をくぐり、辛酸をなめつくして、傷だらけになった心と体。その心の傷そのものが、もしかしたら彼女を内側から支える強さになったのか。物書きとしての彼女は、甘えず、媚びず、ひたすら努力していた。

そして、降り掛った不幸もはね飛ばすかのように笑顔を作っていたのは、人生は楽天的に（前向きに）生きるしかないのよと、語っていたようにも思える。

そんな向田さんが「長く生きられないかもしれない」と思ったとき、人生を振り返って、10歳からの3年間の多感な時期を豊かな自然、温暖な気候と友と過ごした鹿児島に帰りたいと思ったという。彼女にとっての書くという原点を創ったのは、この夏みかんや枇杷(びわ)の木々の香りのする鹿児島だったのだ。

当時の向田一家が、日曜日の小半日をのんびり過ごしたという磯浜は、市内から海沿いの道を走るとすぐのところにあった。砂浜に穏やかな波が打ち寄せている。〝じゃんぼ〟という看板が見える。このじゃんぼは、芳ばしく焼いたやわらかい餅に醤油味の甘辛いたれをからめたおやつである。ちいさな割り箸が2本さしてあって、それでひとつずつ口に運ぶ。一家はこのじゃんぼの大皿を食べながら、桜島を見上げて浜辺で遊んだ。彼女がおとずれたという店で、じゃんぼを味わうとほっとするような素朴なやさしい味があたたかく口中にひろがる。

いつしか、雨もあがって、店のガラス窓の向こうに雄大な桜島がその姿を現しはじめた。少し陽もさして、雲の切れ間から青空も見える。浜辺におりると、目の前には荘厳な桜島がそびえていた。ふと、足元に白いうさぎのような形の貝殻を見つけた。少女の向田さんもこの貝殻を拾い集めたこともあったろうか。70年あまりの歳月をこえて、大きな目をしたおかっぱ頭のセーラー服の少女が、手をふりながら、浜辺を走ってくるのが私には見えるようだった。めぐる季節に行き過ぎていく人の人生を、右肩に噴煙をあげる桜島だけが変わることなく見下ろしている。

16. プラハのマリオネット劇場

プラハの街は、細く長い裏道の小道や路地を歩くのが趣き深い。まるで童話の世界に迷い込んだような気持ちになる。大通りから、一本入った路地には、静かに中世からの歴史を残した石の階段や石畳の小径が続いている。広場に面した教会やヴルタヴァ川（モルダウ川）の橋に向かっているつもりなのに、道は曲がりくねっていて、私はたいてい迷ってしまう。そんな時には、古い館の門扉が少し開いているのをくぐって、蔓薔薇が壁を覆うように咲く中庭のパサージュ等を抜けると、いつしか辿り着くことができた。

私はチェコ語ができないのに、プラハの歴史を思うとドイツ語で道を聞くことに、少し気が引けるように感じて、家の壁や入り口に付けられた彫刻やレリーフを目印に覚えるようになった。動物やキリスト教的なモチーフが多かったが、昔のこの家の職業、屋号のようなものを示すのだろうか。長く過酷な占領下の時代を経ても、奇跡的とも思えるほどに美しく、大切に保存されているプラハの街。その古い建物の美しいレリーフを見つけるように歩くのが、いつしか私の癖になった。

滞在していたアパートの向かいの建物には、大きな葡萄の房を男性二人で担いで運ぶレリーフがあった。酒造業の印だ。豊穣を意味する葡萄の房を見上げながら、アパートを出て、旧市街広場までやってくると、旧市庁舎の塔に1410年から取り付けられている天文時計と暦版の二つの大きな円盤の前で、正時になるのを待つ。毎正時ごとにこの古い仕掛け時計にキリスト教の使徒12人の人形が顔を出すのを眺め、また円盤の脇の人形がぎこちなく首を振ったりして動く姿が珍しかった。最初に動くのは骸骨で、紐を引いて鐘を鳴らし、手にした砂時計をひっくり返す。人生の残りの時間がまた死に近づいたという意味だろうか。人間の男たちの人形は、それぞれに鏡（虚栄）、楽器（煩悩）、金袋（欲）を持っている。どう生きようと人生には限りがあることを示すかのように、死神が高みから、仕掛け時計を見上げる群衆に勝ち誇ったように砂時計をひっくり返す。私は、少ししょんぼりした気持ちになって、この天文時計にまつわる伝説を思い出した。600年前、この天文時計の製作を町の参事官から依頼されたのは、時計技師のハヌシュだった。

完成した天文時計はみごとな出来であったので、町の参事官らは、他の町でもこのような時計が作られるのを恐れて、ハヌシュの両目をつぶしたという。町という組織もまた人の虚栄と欲の固まるところであったのだろうか。

素朴で簡素な仕掛け人形がめぐり終える頃、教会の時鐘の音が天空まで届くがごとくに鳴り響き始める。広場を挟んであるティーン教会の二つの尖塔の上に真っ青な空が広がっていた。

このティーン教会の脇の道を抜けた場所に、マリオネットの専門店がある。手足や首に付けられた操り糸が織りなす繊細な動きで、人の感情すら巧みに表現するマリオネット。カレル橋の上で大道芸人が人形を操り、その周囲に一心に人形を見つめる老若男女がいたのを思い出した。店番をしながら、職人が店の一隅の工房で丁寧にマリオネットを作っている。また、若い女性店員は、足踏み式のびっくりするほど旧式のミシンで、人形のスーツやドレス、帽子を手作りしていた。お姫様や童話の主人公、チャップリンのマリオネットまで、天井から床までところ狭しと並んでいる。

このマリオネットと人形劇は、列強国に囲まれたチェコの言語と文化を守った民族復興運動の原動としての役目を担った歴史がある。

17世紀、ハプスブルク家はプラハを支配し、公用語はドイツ語、宗教はカトリックを強制して統治する。

第一次世界大戦でハプスブルク家のオーストリア帝国が崩壊するも、1938年から第二次世界大戦終了までナチスドイツが侵攻し、戦後はソビエト共産党支配が続くことになる。以降も1989年の東欧革命につながるビロード革命を待つまで、プラハは他国の支配と抑圧から解放されることはなかった。

ドイツ語を強制しても、ハプスブルク家は子ども相手だからであったろう、人形劇だけはチェコ語で上演することを許した。マリオネットは、失われ行きそうなチェコ語を取り留めるかのように、チェコの民族文化伝統をちりばめた物語を、チェコ語で子どもたちに語りかけた。そのようにして、母国の言語と文化、精神を守り抜いたチェコの人々。店番の女性が、器用にかわいいお姫様のマリオネットを動かして、私に挨拶をさせている。首をかしげ、手足をばたつかせながら、何か訴えるような仕草をするマリオネットが、「人間の心の中だけはあやつれないのよ」と語っているように思えてしかたなかった。この聡明そうなお姫様のマリオネットを抱えるようにして、私は彼女を購入する事に決めた。

プラハの街でも、人形劇が今なおたくさんの演目で毎日、賑わいを見せている。チェコには1、000以上の人形劇団があるという。伝統の文化に愛と夢をのせて、旅芸人がマリオネットとともに、国中を巡る姿が思い起こされる。ドン・ジョバンニのマリオネットのオペラの看板を街頭に見つけると、居てもたってもいられない気持ちになって、私は、その夜のチケットを購入していた。簡素な作りのマリオネット劇場は、満員の観客だった。素朴さの中に、やさしさと一本筋を通したような意志の強さを含んだ風刺の入った楽しい劇だった。

プラハでは街角を曲がるたびに、本屋や古本屋に行き当たる。そして、本が豊富に安く手に入る。独裁体制や共産党体制では、言論や宗教、思想の統制もあったはずである。出版の圧力は極めて強かったに違いない。その中で長く生活してきたプラハの人々が、こんなにも読書好きなのか、と天井まで届く本棚にびっしりと並んだ書籍を見上げて考えた。ふと頭上の本棚に座っているマリオネットの紳士がつぶやくようにささやいた。「思想の統制も心の奥までは届かない、心の中で想像する自由は残っているから、文学は未来に広がる扉をあける」。素晴しい文学が生まれでて来る真理を、私は古本屋の店番をするマリオネットの紳士の声で知ったようだ。

17. ドナウのくさり橋

ブダペストの町を二つに区切るように流れるドナウ川。その川辺に立って、夕闇の迫るブルーモーメントの時、橋々が次々とライトアップされていく煌(きら)めきを見ていると、その幻想的な美しさの虜にされてしまう。

ドナウ、この言葉の響きには、遥かなる流れと悠久の時を思わせる旅情が漂う。ドイツの黒い森、シュバルツバルトに水源を発し、オーストリア、スロバキア、ハンガリー、クロアチアからブルガリア、ウクライナと9つの国々を流れて、黒海に注ぐ。国によって名前を変えるドナウは、さまざまな言語と文化、習慣と民族の中を人間の歴史的変遷などまったく無関係に、滔々(とうとう)と流れて行く。

夕闇がより深くなると、くさり橋の真珠のネックレスを思わせる夜景は、川面にその丸い電球ひとつひとつの光を反射させながら、国会議事堂とともに藍色の空にその姿を浮き上がらせる。この橋の中央でドナウの上に佇んでみたい、そんな思いに取りつかれて、くさり橋の凱旋門のような門をくぐって、長い歩道を歩く。橋のたもとにいるライオンの像に触れて、ひっきりなしに通る車道を背に、川の流れを見下ろすと、心地よい川風がさっと身を包んだ。漆黒の川面にライトのオレンジ色の光が滲(にじ)むように揺れている。

ふと、顔をあげると、ブダ地区の丘の上に、高い尖塔を持ったマチューシャ教会が目に入った。マチューシャ、そう、15世紀にそんな文人王がいたことを思い出した。羊皮紙に手書きされた蔵書をたくさん持っていたという教養の溢れる王。ウィーンやイタリア、プラハなどに若く才能のある留学生を送り、また、イタリアから職人を招いて、この地にルネッサンスの文化を花開かせたという王。彼の時代が、あるいはこのハンガリーの王宮が一番華やいだ時代であったろうか。

ハンガリーの歴史に思いを巡らすと、オスマントルコの侵入、オーストリアの進軍、そして、第二次世界大戦ではナチスドイツ軍が侵攻する等と苦難が続いていてきた。マチューシャ教会の姿をそんな記憶をたどりながら見上げ、手前の白いトンガリ屋根のかわいい漁夫の砦の塔を数えながら、遊牧民をイメージしたという、どこかアジアを感じさせるその姿に見惚れていた。そう、ハンガリーは、ヨーロッパにあっても、アジア民族をルーツにする国であったのだ。

ブダペストのブダ地区とペスト地区は、ドナウに一本の橋もなかった頃、川向うに真近に見えてはいても交流はままならず、それぞれの住民たちは生活習慣も言葉も混じり合うことなく、異なる地域圏として生活してきた。橋のない川をつなぐのは、筏のように幾つもの舟をつなげた心もとない浮橋。その浮橋も、大水では流され、真冬の河川の凍結には、取り外されるのだった。

19世紀、ペストの伯爵セーチェニは、父の葬儀に川向うのブダ地区から戻れず、出席できなかった。「浮橋ではダメだ、本物の橋をこのドナウ川に架けよう」、伯爵はそう決意を固め、壮大な計画を立てて実行に移した。ヨーロッパ随一とされたテムズ川のロンドン橋の建設を学ぶために渡英し、一方で莫大な資金を集め、多くの技術者を招いたのだ。しかし、彼の父の葬儀から30年後、やっと完成したこの橋を最初に渡ったのは、皮肉にも祖国ハンガリーを支配した列強オーストリア軍の将校らだったという。

当時、ハンガリーはオーストリアのハプスブルク家に独立戦争を挑み、敗れた直後であった。中欧にあって、政治、権力争いに翻弄されるように、ハンガリー国内にも常に政情不安がたちこめていた。その中、くさり橋建設に尽力し、国民の生活や国の存続に心を砕いたセーチュニ伯爵は、とうとう精神を病んでしまう。そしてピストル自殺をしてこの世を去った。心血を注ぐように民族と国のために働き続けたセーチュニ伯爵は、晩年、このくさり橋が破壊される悪夢にうなされ続けたという。しかしそれも、第二次世界大戦末期、ソ連軍の追撃を怖れながら、敗走するナチスドイツ軍によって、現実のものとなった。爆破されたくさり橋は、ドナウの川深くに粉々になって沈み、国の興亡、人間の権力争いの前に人と地域を結ぶ架け橋も断ち切られるように破壊されたのだった。

やがて、戦争が終わり、ハンガリーの人々が社会復興を目指したとき、真っ先にくさり橋の修復に着手したという。壊そうとする者、それを防ぎとめようとする者、そして修復しようとする者。ドナウのくさり橋は、人間のわがまま、愚かさ、一方で人の尊厳と優しさが、くり返し演ぜられる舞台のようだ。夜のくさり橋の電球を連ねた繊細な光のひとつひとつに、この国の人々の魂があるように感じられて、川面に映るその光がまた心を打つ。幽冥（ゆうおう）のセーチュニ伯爵が150年前に描いた〝未来のもの〟と希望を託したブダペストの町とはどんなものであったろう。大国オーストリアとの折衝に疲れ、急進派の市民との間で疲れ果てながらも、彼が描いた未来のブダペストに思いをはせながら、幻想的な夜景を見つめていた。

翌日、町を歩くと、たくさんのパプリカの乾燥品がネットに入れられて、店先にのれんのようにつり下げられていた。道端では、円柱状のバームクーヘンを素朴にしたような焼菓子が、火の上でクルクルと回されながら、甘い香りを醸している。それにザラメをまぶした、温かな優しい味のお菓子を頬張りながら、自由橋のたもとにあるカラフルなタイル屋根の中央市場に行ってみた。ドナウ川の水運で運ばれてくる豊富な食材を地下水路で運び入れて、市民に安価で提供している。市場は活気に溢れ、とくに八百屋では大小さまざま、形もピーマン型から唐辛子型までいろいろなパプリカが、山と積まれていた。ソーセージやサラミがつり下がり、コイやナマズが水槽で泳ぎ、フォアグラの缶詰も並んでいる。私は二階の大衆食堂で、パプリカで味付けされ、牛肉のどっさり入ったグヤーシュというシチューを注文した。

もともと大平原の牛飼いの煮込み料理と説明されたこのハンガリーの名物料理の美味さに驚きながら、野菜や肉を買い込む楽しげな人々の姿を見つめていた。

18. ブダペストの泣き柳

ブダペストで滞在したホテルは、ペストの中心地からバスで小半時も登った小高い山の中腹にあった。バスは旧型で、道は左右に大きくカーブし、それをかなりのスピードでうねるように上がっていく。いっせいに右に左に体を揺らす乗客に混じって、窓の外の大きな木々の茂る森を、私は一心に見つめていた。時々、木々が途絶えると遥か下に、ペストの街並みが見え、また緑の木立に隠れる。

途中に鉄道の小さな駅があって、一両か二両のマッチ箱のような車両に人が乗り降りしている。その駅の前に、アザレアの花が美しく咲いたベランダに丸テーブルを出したカフェがあった。数人の客が、新聞や本をひろげて、コーヒーを飲んでいる。滞在していたホテルも、森の中にあって、外テーブルでの食事には、風が吹くたびに木々がざわめき、ちょうど羽子板の追羽根のような羽つきの種が、カツンカツンと固い音をたてて、テーブルに落ちてきた。

今日は自由橋を渡って、パウロ会の洞窟教会にあるコルベ神父の遺影に会いに行くことにしている。コルベ神父は、アウシュビッツの強制収容所で他人の身代わりになって、殺されてしまった。ペスト地区まで降り、地下鉄を乗り継ぎ、雑然とした街中をひたすら歩く。車が歩行者などさして意にも介さないかのように乱暴に行きかう。ひび割れたアスファルト、国会議事堂の近くの農業省の建物の壁面には、たくさんの銃弾の跡があった。1956年の民主主義を求めたハンガリー動乱の惨劇の記憶である。随一の繁華街では、化粧品やブティックのブランドショップが軒を並べ、外資のファストフードもあって、観光客が繰り出している。その観光客に子連れの婦人が、コインをせがんで手をのばしていた。

公共施設の美しい曲線のファザード、青や緑のセラミックを貼り付けた鮮やかな屋根、壁に散りばめた同種のセラミックのモチーフ。どこか東洋的な雰囲気を感じながら、私はペストの街を歩き回っていた。

中央市場を通り過ぎて、自由橋を渡ると、目の前に灰色の岩肌を見せながらゲッレールトの丘が威圧するように見えた。そのすぐ下には、洞窟をさらにくり抜き、岩を打ち砕いて造られた洞窟教会がある。激しい車の往来のある交差点を越えて、石段を上るとぽっかりと岩穴があき、鉄格子のような扉がはめ込まれてあり、その奥にオレンジ色の灯りが見えた。天然の洞窟を利用した小さな洞穴の小部屋が、それぞれ小さな礼拝堂となり、マリア像が見守っている。一番奥の主祭壇にはキリストの十字架の像が淡く照らし出されていた。そして、コルベ神父の遺影も見つけることができた。洞窟教会の神秘的な雰囲気に捉われながら、いつもヨーロッパの壮麗な大教会を目の当たりにしてきた私は、この教会に宗教の根源を考えさせられ、その信仰の深さに驚かされる思いがした。

小さな椅子にたたずみ、岩肌そのままの天井を見上げると、ステンドグラスの薔薇窓とは違う、別の心の安らぎが降りてくる。そもそも、このゲッレールトの丘もアジアにルーツを持つ人々の多いこの地で、キリスト教を布教しようとしたゲッレールト宣教師が、ワイン樽に押し込められ、丘の上からドナウ川に突き落とされて、殺された場所であった。民族の違いを越えて、ヨーロッパとアジア、大陸で互いを尊重して生きるということをアウシュビッツで訴えたコルベ神父がこのゲッレールトの丘の下の洞窟教会にいたことも、偶然ではないように思える。

そのコルベ神父とともにナチスの犠牲となったユダヤの人々のシナゴーク（ユダヤ教教会）がこの街には残っている。ブダペストは、第二次世界大戦の最中、ナチスが侵攻している。ハンガリーにいた74万人のユダヤ人のうち60万人が殺され、戦後に生存確認ができたのは、たった7万人だった。そのシナゴークに行かねばならない。私は、地下鉄を乗り継ぎ、球体ののった二本の塔のある横縞模様の愛らしい学校を思わせるシナゴークにたどり着いた。まだ開いている時刻だろうか、丸いアーチ型の入り口から入って、入場券を手にすると、私はほっと息をついた。シナゴークの内部は、美しく色とりどりの煌（きら）びやかな装飾で、まるで別世界のようだ。天井から星雲を思わせる電球のたくさんついたシャンデリアが下っている。エキゾチックな配色、幾何学模様、黄金の祭壇、二階三階の女性用のバルコニー。何もかもが、さっきまでの洞窟教会とは対極にあるように思えて、私は目がくらむようで、そっと中庭にでた。明るい日射しの下で、木々の緑が風に揺れている。

庭の奥に石造りの四角いものがある。何だろうと思って近づくと、それはなんと墓標の群れであった。ふと、不思議に思った。ユダヤ人はシナゴークの中には、墓地を造らないと聞いている。しかし、このシナゴークには、たくさんの墓石が立ち並んでいるではないか。近づいてよく見ると、重なり合う墓石には、名前と没年が刻まれている。そこには、

１９４３、１９４４、１９４５という数字ばかりが記されているのだ。第二次世界大戦末期、ナチスの殺戮によって、ここに夥しい遺体が運び込まれたのだろう。そして、このシナゴーク内に同胞の遺体を埋葬し続けたに違いない。このシナゴークの真実は、このユダヤ人墓地にあるのではないか。

立ちすくむ私に、庭を掃除していた女性が手を休めて、さらに奥の庭の一隅を指差した。銀色の金属の噴水のようなモニュメントがある。「あそこに行ってごらん」。彼女の目に強いメッセージが込められているように感じて、私は小石の砂利を踏みしめて、その銀色の柳のモニュメントに近づいた。「ああっ」と、私は声をもらした。夥しい柳の葉の一枚一枚にナチスによって虐殺されたユダヤの人々の名前と死亡年が克明に刻まれていたのだ。ここにも１９４２、43、44、45の数字が並んでいる。この名前の刻まれたリーフの柳は、「泣き柳」というのだという。明るい日差しの中で泣き柳が、銀色に輝いている。忘れてはならない真実を目の前にして、私は長い間呆然としていた。

19. 幸田文『おとうと』の結核

「太い川が流れている。川に沿って葉桜の土手が長く道をのべている。こまかい雨が川面にも桜の葉にも土手の砂利にも音もなく降りかかっている。ときどき川のほうから微かに風を吹き上げてくるので、雨と葉っぱは煽られて斜になるが、すぐにまっすぐになる。ずっと見通す土手には点々と傘・洋傘が続いて、みな向こうむきに行く」。晩春の朝の通学の風景が、目に鮮やかに蘇るような細やかな描写で始まるのは、幸田文著『おとうと』である。リアリティーに富む繊細な文章を織りなす幸田文らしさが、よく表れた文頭にほっと息をつく。

幸田文は幸田露伴の息女で、『おとうと』は結核に侵された実弟の成豊を、22歳の文が自身の縁談をなげうって、献身的な看護をしながら看取ったときの自伝的な小説といわれる。特効薬である抗生物質が開発されていなかった当時、結核は「長かれ短かれ行手は死」しかない不治の病であった。

葉桜に煙るような雨がじっとりと体を濡らす向島の隅田川の土手。この傘に混じって、弟（碧郎）は大股で姉（げん）を突き放すように歩く。姉はなんとか追いついて蛇の目傘を半分差しかけてやりたいと急ぐ。

偉大なる父と、持病を持ち、折り合いの悪い継母、ギスギスした家庭の中で、不良化していった弟はついに結核に病みつかれてしまう。19歳であった。知識階級の幸田家で「こんなひどい患者を出して」しまったことを、医師は「結核が多いくせに結核への知識が普及していないのです」と日本社会を嘆いた。結核は当時、国民病ともいわれたほどに多くの患者を出していたのだ。

「碧郎は際立って白かった。こめかみも生えぎわなどがくっきりと髪濃く、頬骨の上が桜色に上気し、眉の影が青くさえ見える」。この鼻梁（びりょう）も立った明瞭な結核顔の弟を見つめながら、ここまで悪くしてからでないと気がつかなかった自分を激しく責め、げんは弟に謝りたいとひしひしとした辛さと後悔に苛（さいな）まれたのだった。弟は結核という言葉に薙（な）ぎ倒され、背中を丸めてしょぼしょぼと泣き、姉は肺病だというだけで、すでに転倒する思いでふらふらとする。それでも、病名を言い渡された帰り道、弟は姉を誘って、まだ「二本の足で歩いて」いるうちに父のために記念写真を撮った。今も残るこの写真には母のような優しい眼差しで、弟に寄り添う文自身がいる。彼女の結核との闘いはこの日から始まったのだった。

碧郎は「失望と恐怖、失望と恐怖の上には狂暴な言葉を置き、狂暴の上には孤独を置き、孤独の上をねじくれたことばで」包んで、太陽にさえ突っ掛かるように肩を怒らすように歩く。伝染という負い目からアイスクリームの匙さえ置いて、吊革の環にさえ手を掛けなくなった弟をげんはいたわる。医師は若い姉が付き添って看病することを感染の危険性からくり返し拒むが、姉は「私より人がいないのです」と、思いやりといたわりを精いっぱいにのせた看護に明け暮れる。

実母ならばさもあろうとも思うが、たった三つ違いの姉がここまでの心配りをした看病ができるものであったのかと驚く。作品の中に常にただよう「碧郎に尽くしてやりたいのです」という気持ちが胸に深く響いてくる。

この頃の結核は俗に金食い病ともいわれ、金の切れ目が命の切れ目になることもあり得る病いだった。父・露伴は懸命に書き続けるが、その原稿料が結核に食い尽くされていく。姉は病院の白い壁に青春を埋め尽くし、病いの発見の遅かった弟は重症で、一進一退の病状をくり返していく。げんは、いたたまれない思いで問いかける。すると医師は弥次郎兵衛の人形を示す。そして「揺れがうまく平均をとって鎮まってくれればしめたものです。少しでも悪くかしいだらそれまでです」と語るのだった。希望と危険との両方をかけて、生命の指先に一本足で立っている碧郎の弥次郎兵衛をげんは懸命に受け止め、不安も恐怖も悲しみも心の奥にしまいこんで看病しようとする。「顔色に出さないようにつとめた。自分の心の平安が病人にも平安なのだと信じ」て、弟の結核と闘うのだった。

　そんな弟が最後に姉にねだった希望は、島田髷（まげ）の装いと、ロースと車海老を入れた鍋焼きうどん。腸を侵され、栄養の吸収も悪くなり、咽頭結核を併発した弟は、食事の直前にコカインを咽頭に塗って、麻痺させるしかなくなっていた。げんは、蕎麦屋から鍋焼きうどんの鍋を手に入れ、熱そうに5寸の長さに切ったうどんを病人の目線まで湯気を立たせて持ち上げ、それをスプーンにとって食べさせる。喉への刺激の少ないように熱くはないけれど、熱そうに美味そうに見せねばならない、細心の心配りをしたつもりだった。しかし、突然「ねえさんもおあがりよ」と弟は、姉の愛を確かめようとする。返答に窮した姉に、弟は姉さんに試験をした俺が悪党だと、結核が悪党なんだと謝るのだった。伝染する死に至る病いであった結核の患者は、みな愛を確かめて安心したい一心なのである。

そして、自分は姉の婚礼までは生きていることはないだろうと、弟は島田髷を結って見せてくれとせがむ。正月か結婚式に結う特別な島田を病室で見せてくれという。婚期を逃した姉にとって、島田髷を結うことはその傷を世間に晒（さら）すに等しい。催促島田と揶揄されるのだ。しかし、げんは紫のお召に島田髷を結って、弟の枕もとに駆けつける。ベッドの上で寝返りさえ打てない弟に、腸と喉を侵され、じりじりと結核に追い詰められている弟になんでもしてやりたいと思ったのだ。

道を行きかう人が皆、振り向き、晒しものになっている切なさを振り切るようにげんは、病院に駆けつける。病人の体を戦場にして、結核菌が押し寄せてくるとき、死と向き合いながら、心の底で闘わねばならない極限の状況が描かれている。病み遂げ、旅立つ弟と残された家族と看取った姉の悲しさと切なさが心に迫ってくる。戦争を知らない世代があるように、結核の怖さも悲しさも知らない世代が増えている。薬の効かない耐性結核の広がりが危惧されている今、時代の記憶を呼び起こすように再度読み継がれてほしい本である。

20.
セントルイスの新型インフルエンザ

1918年、世界中を席捲した新型インフルエンザ、スペインかぜが発生した。記録に残る最初の患者は、同年3月、米国カンザス州ファンストン基地の兵舎で、発熱や頭痛を訴えて病院に押し寄せた兵隊たちであった。当時は、第一次世界大戦の最中。米国の各兵営は、ヨーロッパ戦線に送られるために徴集された兵士たちでごった返していた。その後、カリフォルニアやフロリダ、アラバマ等の兵営でも、次々と同様の患者発生をみるが、誰も注意を払う者はなかった。当時、米国の家庭には洗濯機や電気冷蔵庫、蓄音機、自動車などが普及し始め、戦時公債宣伝パレードなどの華やかな気運の中で人々の心は浮き立ち、若い兵士が〝肺炎〟で死んでいったという〝異常事態〟も、一部の医務官の間で話題に上がったものの、無視され忘れ去られていったのだった。

日本に目を向ければ、5月の初旬、横須賀軍港で、軍艦「周防」の乗組員にインフルエンザ様の症状で150名の患者の発生が記録されている。そして、6月から7月には、全国のあちこちの連隊で患者が出たという。当時は、軍隊で患者が増大して拡大し、1918年6月18日付けの福岡日日新聞では、「所謂軍隊病の流行性感冒」との記述が見られる（速水融『日本を襲ったスペイン・インフルエンザ』）。

これらの流行は、春の先触れといわれ、同年秋から本格的な大流行に見舞われることになった。このスペイン・インフルエンザで、当時の世界人口18億人のうち、8、000万人もの犠牲者が発生し、日本でも、人口の42%が感染、45万人もの死亡者を出したという。米国でも第一次世界大戦の戦没者10万人のうち、8割がインフルエンザによる病死だった。スペイン・インフルエンザのパンデミック（世界的流行）は、社会に甚大な影響を与えたのだ。

その米国における都市別の死亡率をみると、フィラデルフィアが0・73%、セントルイスは、0・3%であり、セントルイスは大都市の中でも最低の数字に抑えられているのに気づく。死亡率だけでは実態はつかみ難いが、社会全体への影響には大きな開きがあった。なぜ、セントルイスは被害を最小限度に止めることができたのであろうか。

セントルイスでは、市内に最初の犠牲者が出ると、市長は直ちに緊急事態宣言を発動し、全学校、劇場、教会のミサ、大型販売店、娯楽施設を閉鎖、葬儀を含む集会までも禁止した。会議はもちろん、結婚式までも延期され、市民からは、商売や生活に大きな影響を与えるとして、大反対と市長への激しい苦情が寄せられた。

しかし、セントルイスの市長は、それでも「私は市民が死亡することを望まない」といい放ち、数々の非難の中で社会規制を決断、断行する。

市中の感染率がまだ2・2％の早期で実施された結果、セントルイスでは新型インフルエンザの大流行は起こらず、患者の発生数は平坦なカーブを描いて、病院などの医療機関や社会機能は守られ、結果として犠牲者も少なくてすんだ。

これに対して、社会活動への介入が遅れたフィラデルフィアでは、市中感染率が10・8％となった事態でようやく規制が開始された。しかし、時すでに遅く、8週間にわたって新型インフルエンザの大流行の波が襲い、多くの市民が同時に感染、発症したため、医療はもとより、社会機能全体が破綻して、少なくとも1万5、000人が死亡するなど凄惨な犠牲を出してしまった。

新型インフルエンザは、鳥や豚のインフルエンザウイルスが人から人に伝播しやすいヒト型のウイルスに変化して発生する。もともとが動物の病気であるために、ほとんどの人が免疫を持たない。そのため、ウイルスに曝されれば感染が成立しやすく、初感染のために重症化しやすい。新型インフルエンザは、すべての人間をターゲットにして、人ごみで爆発的に感染が拡大していく。そして、国民の多くが免疫を持つまで、波のようにくり返し流行する。たとえ、致死率は低くとも、感染者の分母が莫大であるために、夥しい死者が出る可能性がある。さらに、短期間に大勢の人々が集中して感染して病気になれば、まず医療サービスが破綻し、次に食糧やエネルギーなどのライフラインの確保が困難になる。結果として社会機能の低下や社会活動の低迷をもたらし、二次的な被害が出る。

人口が過密化し、人の移動も激化した現代都市では、速やかに有効な規制が行われなければ、より高度に細分化した社会機能を背景にして、フィラデルフィアの悲劇はさらに増強されるであろう。

一方、人ごみを避け、感染の機会を減らし、同時に多くの感染者が発生することを抑止できれば、医療を守り、社会機能の破綻を回避できる可能性がある。セントルイスの経験は、新型インフルエンザ流行の形態を人間の英知で変えることができることを示している。

先触れと呼ばれる第1波の流行は、ウイルスは未だ完全なヒト型ではないので、伝播効率は悪く、流行規模は比較的小さい。第2波は、ウイルスはヒト型に変化しており、伝播効率は上がり、流行の規模は大きくなる。今ならばこそ、称えられるセントルイスの市長も、90年前の流行時には大変な苦労をして規制を継続したことは想像に難くない。

2003年以降、東南アジアから世界の広い地域に拡大した病原性の強いH5N1型鳥インフルエンザは、2015年現在もエジプトを中心に人での感染者の報告が続いている。この鳥インフルエンザの遺伝子解析の結果、人型ウイルスに近づいていることが示されている。このように、H5N1型強毒性鳥インフルエンザからの新型インフルエンザ発生のリスクも去っている訳ではない。危険性の高い新型インフルエンザのリスクも残る現状を踏まえ、私は命を最優先にした対策を、21世紀の新型インフルエンザ対策でも望んで止まない。

21. ブルージュの施療院

古い建物の内装だけを直して、外観はまるでタイムスリップしたように丁寧に保存されたホテルを出ると、暗い石畳の路地の向こうに青い空がまぶしく輝いている。その陽の光をきらきらと反射させながら、運河がブルージュの街中を巡っていた。運河と街並みが、中世の時代から抜け出てきたようなベルギーのブルージュ。水面に映る風景を眺めながら彷徨(さまよ)うと、ふと同じように運河の街のベネチアを思い出していた。

ブルージュの街は、13世紀にはすでにヨーロッパの商業都市として栄え、ハンザ同盟の交易都市として君臨してきた。フランドル産の亜麻（リネン）の織物は、当時屈指の商品であったという。そのフランドルの織物の収益が、スカンジナビアからの魚や木材に、ロシアの琥珀と毛皮となり、スペインからはワインが、ベネチアやジェノバからはオリエントの香辛料もやってきた。そして、その莫大な富がブルージュの美しい町と壮麗な建造物や教会、そして施療院を創り上げていった。

しかし、その交易都市の生命線である運河に北海からの砂が流れ込んできた。船の航行する運河を砂が埋めていく。運河の機能を失ったブルージュは、以降400年間の永い眠りにつくことになった。この街がその中世の美しさを認められて、眠りから目覚めたのは、フィガロに連載された『死都ブルージュ』という小説の挿絵を見た人々が訪れるようになってからだ。まるで魔法をかけられて、瞬時に時を止めたような佇(たたず)まいの街は、ノスタルジックな雰囲気を漂わせてヨーロッパ中から人々を呼び寄せるようになった。

水路沿いの道を横切り、石畳の道を巡ってゆくと、突然、広々とした立派なマルクト広場に出た。まず、建物の真ん中に突き出すように立った鐘楼が目に入る。その正面に14世紀に起こった市民蜂起の英雄たちの像が円形の台座に据えられていた。

ネオ・ゴシックの州庁舎と切妻屋根のギルドハウスが並んでいる。そのギルドハウスに据えつけられている、職業を表すトレードマークのような飾りを切妻屋根に見つけながら歩くと、建物の真上に真っ青な空の中を風に吹き飛ばされるように流れていく雲が見えた。

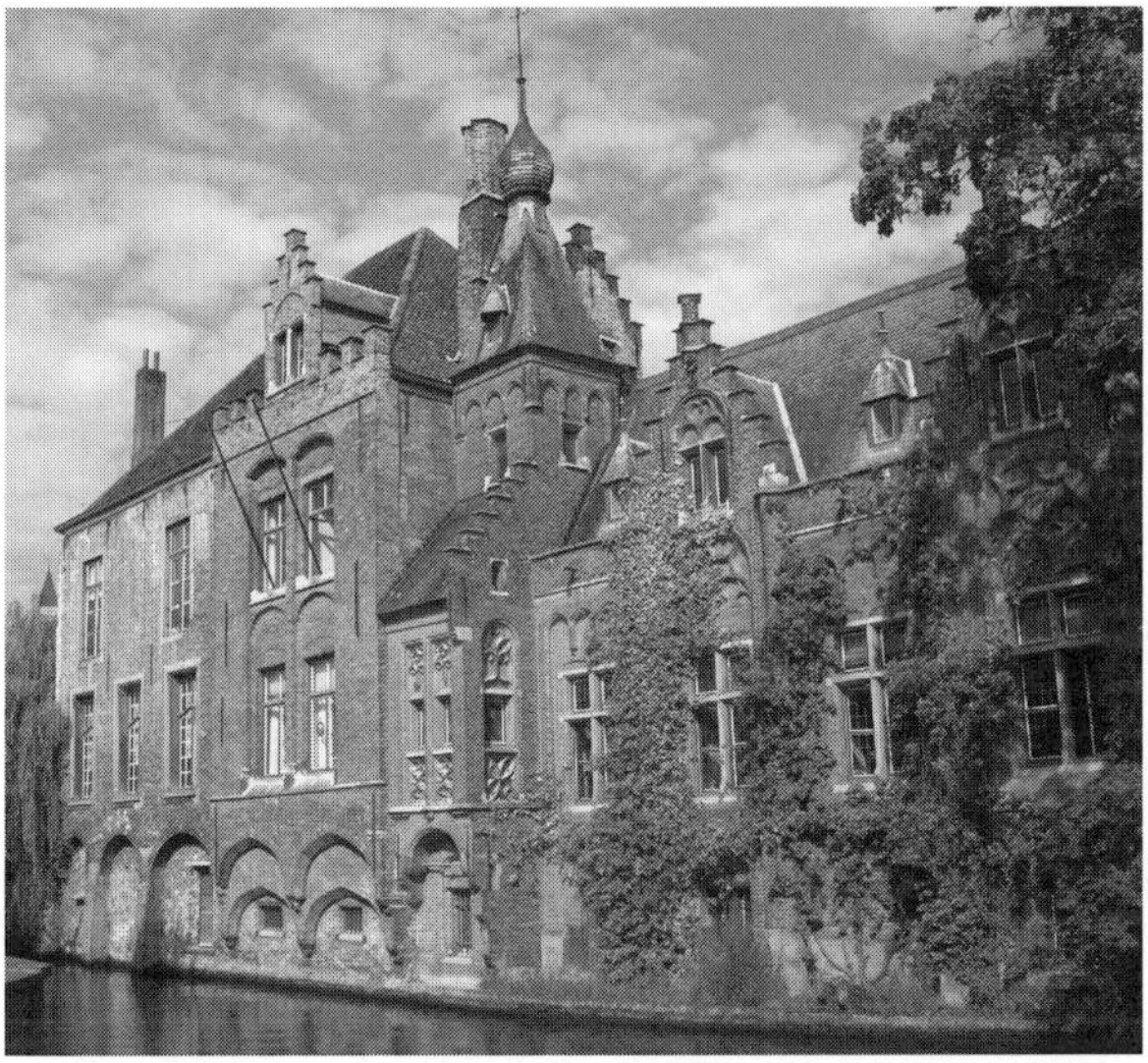

ブルージュの施療院。数世紀を経て、多くの患者を受け入れてきた世界最古の病院の一つ

鐘楼からは、何世紀も変わらない鐘の音が響いてくる。

ブルージュの街の繁栄、衰退、そして、数世紀にわたる停滞した時期の人々の暮らし。当時は、わずかな天候にも収穫の量が左右され、常に飢えの恐怖がつきまとい、そこにさまざまな感染症の流行がくり返しやってきたことだろう。これはといった薬もなく、多くが民間療法による症状の緩和でしのぎながら、人々は必死になって病気とたたかう。そのような時代、ヨーロッパの医療の中心は修道院であった。祈りをささげる人は、看護をする人でもあった。その歴史の一つをこのブルージュに見つけることができる。

ブルージュには、12世紀の半ばに建設されたヨーロッパで最も古い医療機関の一つである聖ヨハネ施療院がある。幸いにも戦禍を逃れたブルージュに、古い煉瓦造りの姿を当時のままに残していた。現在は、病棟の一部が、15世紀を代表する初期フランドル絵画の画家ネムリンクの博物館となって開放されている。聖ヨハネ施療院は通りすがりの旅人に宿を与え、病人や貧しくて生きるのに困った人を受け入れて、人々を救済し、そして、多くの病人を看取ってきた歴史がある。

施療院の入り口を入ると右手には薬局があり、左手には昔の病棟へ続く扉がある。この薬局は施療院の薬局室として役目を担い、50年前まで17世紀の姿をとどめて開業していた。今もたくさんの薬品壜が棚に並び、どっしりとした飴色に磨き上げられた木製のカウンターには、天秤がおごそかに置かれてあった。施療院の庭には当時の薬草園を連想させるような、花壇とも小さな畑とも思えるような植物園が見える。そこには、たくさんのハーブが植えられていて、小さな白い花をつけたカモミールも風に揺らいでいた。その奥に丸い石造りの井戸が残っている。ここで薬草を栽培し、鍋で煎じて薬としたこともあったろうか。そんなことを思いながら、病棟に続く扉をくぐると、そこは博物館になっていた。まず、ヤン・ベールブロック作（1887年）の施療院の当時の様子を描いた作品にも出会うことができた。ベッドの患者を修道女が看護し、中央の修道女は大鍋から給食の配膳をしている。その右端には、患者を座らせて運ぶ木の箱と人夫が描かれてある。この木の箱は、実物が展示されてあった。中に椅子がしつらえてあり、小さな窓もつけられてある。患者は、どのような病いで、どのような症状で運ばれてきたのであろうか。この狭い木の箱の中で、どんなに不安だったことだろう。

この施療院が建設された当時（12～13世紀）では、大病室の全面に藁（わら）がしかれ、多くの患者が倒れこみ、または座りこんであふれていた状態であったという。施療院は、いつも患者で満員であった。ある者は泣き叫び、ある者は息も絶え絶えに瀕死の状態となっている。その中を修道女が薬草を煎じた湯を病人に運んでいたのだろうか。施療院の大部屋をそのままに利用した展示室には、当時の大鍋やそれとわかるだけの食器が一見無造作に置かれていた。いったいこの鍋でどんなものが作られ、どんなものが盛られたのか。そう考えながら、磨耗してひびの入った食器や木製のスプーンを見つめていると、ふと、病舎の一隅に外へ通じる扉があるのに気がついた。扉を開けると、運河に張り出した石の階段があって、船をつけられるようになっている。患者の多くは運河を船でやってきたのかもしれない。この運河沿いに少し行ったところにペギン会修道院がある。修道女はそこから施療院に通い、この運河で患者の洗濯物を洗い、看護をしていた。また、この運河で羊毛を洗い、毛織物を織って働いたという。病舎に続いて、小さな礼拝堂もある。修道女は患者とともに朝夕の祈りを捧げていた。医学というものの効果がはっきりしていなかった頃、病気は治すものではなく、癒して折り合いをつけながら生きるものではなかったか。もしかしたら、治療よりも魂や精神の救済の方が大きな役割をもっていたのかもしれない。

この施療院の煉瓦には数世紀を貫いて、その時代の医療の記憶が刻まれているように思えて仕方がなかった。人々の心の叫びを受け止めながら。

22. 不治の病人の病院とレデントーレ教会

イタリアのベネチア、ザッテレの河岸に、運河に面して薄いレンガ色の建物が見える。1522年に創られたインクラビリという名の病院跡である。インクラビリ病院は、そのころ不治の病いとされていた梅毒に罹った娼婦を隔離した病院だった。現在は、アカデミア美術館付属の美術学校となっている。

アジアとヨーロッパの交流、物流の中継都市として生きて来たベネチアは、当時ヨーロッパでも名だたる港町として栄えていた。アドリア海の浮き洲を大小のたくさんの橋で繋いだ港町に多くの船乗りたちがやって来た。港にあがれば酒と女。16世紀初頭ベネチアの人口10万の1割が娼婦であったと伝えられている。

そして、この港街に梅毒という新しい性感染症がやって来た。梅毒はコロンブスの新大陸発見の手みやげとされている。1492年、クリストファー・コロンブスら一行はイスパニョーラ島（現ハイチ島）に辿り着き、現地の女性から風土病であった梅毒をもらい受けたという。翌年、コロンブスらがスペインのバルセロナに晴れの新大陸発見の凱旋帰国を果たしたとき、この忌まわしい病いもヨーロッパにもたらされたのだ。

ベネチアにも梅毒は侵入してきた。くい止めることなどできようはずもない。多くの娼婦が梅毒を病み、使い古されて最後には不治の病人の病院に収容されたのだった。いや収容ではない、用済みの女をここに封じこめたのだ。そして、インクラビリ＝治る見込みのない病人、と名付けた。

当時、梅毒の病原菌であるスピロヘータ・パリダ（青白いスピロヘータ）はもちろん発見されておらず、ユソウボクという木を削ってお茶として飲むことや、百害あって一利無しとも思える水銀療法などが梅毒治療として横行していた。日本人の秦佐八郎（188ページ参照）がドイツ留学中に作り出した「ネオサルバルサン」や魔法の弾丸とされる抗生物質も20世紀半ばまで待たなければならなかった。有効な治療などなかったのだ。

このインクラビリ病院は、後に孤児院にも使われたという。当時、娼婦や副業に売春を

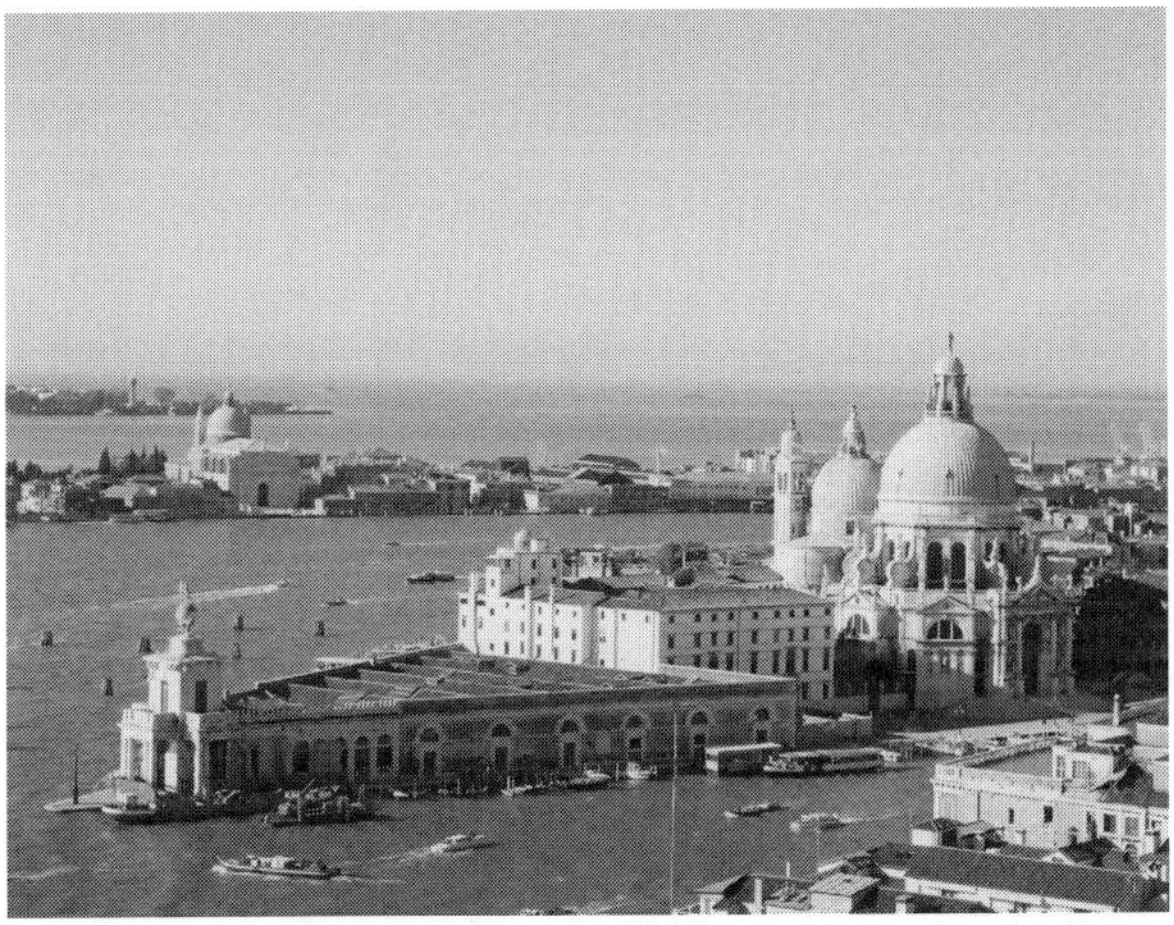

左上にレデントーレ教会が運河に浮かぶように見える。手前のザッテレ河岸側には、サンタ・マリア・デラ・サルーテ教会がある。ともにペスト退散を感謝して建てられた

する娘に限らず、堅気の女性でも、堕胎、間引き、捨児がまかり通った時代だった。梅毒に侵された娼婦と孤児を受け入れたインクラビリとは人間の性が、露わになった場所であった。

ジュデッカ運河をはさんで、ザッテレ（筏(いかだ)の意味）河岸の対岸にジュデッカ島が平べったく横たわる。そして、そこにレデントーレ教会が愛らしい優しい姿を現わす。レデントーレ教会は、ベネチアを襲ったペストの終焉を願って１５９２年建築された。

１５７６年にベネチアの街にペス

ト菌が入り込み、人口の4分の1が死んだ。人々は神に救いを求め、この疫病が去ったなら、新しい聖堂を建てると誓う。その約束は守られ、約1年の後ペストの大流行が終焉したとき、教会が建築され始める。この教会は、レデントーレ＝人類の罪をあがなうキリストに捧げられた教会と名付けられた。

運河をはさんで両岸に、不治の病いの人の病院と、疫病退散を願った教会が立つ。娼婦らは梅毒に侵され、膿みただれ、発疹と潰瘍を全身にうけ、骨まで溶かす激痛に耐えながら、不治と烙印をおされて、天国へ召されるのをひたすらここで待っていたのだろう。運河の向こう側にあるレデントーレ、人類の罪をあがなうキリストに捧げられた教会を彼女たちは、唯一自分たちを救済してくれる頼みとして拝んだのであろうか。

当時、梅毒は神罰、天罰とされた。キリスト教徒は、死後天国か地獄かの最後の審判を受けるという。その日一日の命を繋ぐためであったにせよ、体を売ることで癒(い)えることのない病いをもってしまった女にとって、思いをつなぐのは天国への審判ではなかったか。病院の窓から目の前に見えるレデントーレは、現世をあきらめた娼婦たちの来世への希みではなかったのか。

梅毒の女は病舎に叩き込み、使い古しの娼婦は新世界へ奴隷として売り飛ばす時代であった。しかし梅毒の罪は女だけのものではなかったはずである。その日の生活に身を売る女の絶望的な悲しみ、毎日、自分の何か大切なものを壊されて生きているような日々の果てに、病いになれば社会から抹殺され、人としての扱いをされないままにここで死を待っていたのか。

ザッテレの河岸を彷徨い歩くと、目の前の運河を船やボートが行き交い、足元では絶えず打ち付ける波音がしていた。夕闇のせまるころ、運河の藍青色と空の濃いブルーに浮き出されるようにレデントーレ教会が姿を見せていた。ブルーモーメントの中にオレンジ色の光でライトアップされた教会の門は、まるで天国への扉のようだ。この教会の姿が彼女らにとって天国にいける、そこで救われるという希望の灯火ではなかったか。罪をあがなうキリストの姿をこの教会に重ね合わせたことだろう。

夕闇が濃くなって、あちらこちらに星が輝きはじめた。満天の星空に天国があるとしたキリスト教の教えのもとに彼女らが見上げた星が、今そのままに私の目の前にひろがる。川面を伝って聞こえ来る教会の鐘の音は、人の罪をあがなうキリストの歌のように彼女らの身に心に沁みたことだろう。

梅毒を病み、救いを求めた彼女らを癒したのは、対岸に図らずも建てられたレデントーレ教会であったように思う。そして、私も彼女たちの魂を救った神にしっかりと抱きとめられて、教会の尖塔の彼方で輝きを増していく、金の釘を打ち付けたような星々を長いあいだ数えていた。

第Ⅱ部

クリスマス・キャロルの
ロンドン社会

1. クリスマス・キャロルのロンドン社会

近頃、まさに飛び出す映像の3D映画作品が、『アバター』のヒットをかわきりに大好評だという。各シネマ館は3D設備の導入を進めている。

この3D映画といえば、2009年の冬に公開された『クリスマス・キャロル』は本当に素晴らしい作品だった。特有の臨場感やCGの美しい映像はもはや実写とアニメーションの境がなくなった印象を与えたが、私を感動させたのは、やはりチャールズ・ディケンズ（1812〜1870年）の原作の底にある明るさと作品のもつ意志ではなかったかと思う。

ロバート・ゼメキス監督は、原作に忠実に産業革命を経て労働者の犇（ひしめ）く、ロンドンの市民生活と社会風景を描いている。

主人公のスクルージは、ケチで貧乏人からも容赦ない取立てをする金貸しだ。莫大な財産はあるが、妻子はおらず、雇っている書記を無慈悲なばかりの低賃金で扱き使っている。自分も贅沢をしない代わりに（金庫と鍵は特例として）クリスマスの寄付すら断った。たった一人の血縁である甥の結婚すら祝おうともしない。

そんなスクルージの前にあるクリスマスの夜、7年前に死んだ共同経営者、マーレイの幽霊が現れた。同様にケチで強欲だったマーレイは、重そうな鎖をぐるりと体に巻きつけ、それをジャラジャラと引きずりながら、スクルージに声をかける。死んでからずっと、この重い鎖につながれながら、天国にも行けずにこの現世を彷徨っているというのだ。

この鎖は生前の自分の行いの罪の重さに匹敵するのだという。鎖の先にはマーレイの大事にした金庫と鍵の束がくくり付けられてある。他人を振り返ることもなく、金勘定に明け暮れているスクルージには、自分より長生きした分、より重く長く頑丈な鎖ができ上がっていることだろうと語るのだった。

しかし、マーレイは、スクルージに一度だけチャンスを与えるためにここに現れたのだという。今夜これから、3人のクリスマスの精霊がスクルージの前にやってくる。そこでスクルージが何かを気づくことができたなら、救われることもあるいはあるのかもしれないというのだ。

最初のクリスマスの精霊は、スクルージを思い出の中の過去に投じる。まだ、若く貧しかったクスルージに希望の灯を与えてくれたご主人や仲の良かった友人たちの姿を見て、彼は思わず涙を落とした。亡くなった優しい妹の記憶に、彼女の一人息子、スクルージのたった一人の甥を思い浮かべもした。

2人目のクリスマスの精霊は、現在のクリスマスの夜の光景を映し出す。自分の使っているたった一人の書記が、狭い借家で難病の息子を抱えながら、ささやかでも温かな家族のクリスマスを祝うのを見つめるのだった。そして、3人目の未来のクリスマスの精霊は、死神の姿でやってきた。暗く荒れ果て、枯れ草が風に吹かれる墓地にスクルージを伴い、その一隅の墓石を指差すのだった。

初めて生きることの何たるかを考えたスクルージは、自分の人生をやり直したいと泣きながら精霊に懇願するが、とうとう冷たい墓穴の闇に突き落とされてしまう。

ディケンズがクリスマス・キャロルを書いた1840年代のロンドンは、産業革命を成し遂げ、資本主義経済が産声を上げて、瞬く間に「世界の工場」へとのし上がった時期にあたる。イギリスは、「大英帝国」の地位を確立し、ヨーロッパ世界でも抜きん出た、まさに世界の中心たる地位を確立していた。

では、ロンドンの市民生活はどうであったろうか。2度も首相を務めたベンジャミン・ディズレーリー（1804〜1881年）は、『シビル　二つの国民』の中で、当時のイギリス社会をこう表現している。

「二つの国民。その間には、何の往来も共感もない。彼らはあたかも寒帯と熱帯に住むかのごとく、お互いの習慣、思想、感情を理解しない。（中略）この富める者と貧しき者」。資本主義経済の恩恵を一部の富裕層が受け取り、大多数の労働者は貧困に喘ぎながら、同じロンドンの街で互いに交渉をせずに生きているのだ。

急速な発展は、大きな社会的ひずみも産み出す。1840年代のロンドンは、飢餓の40年代と言われるほど、イギリスの労働者層の生活は過酷をきわめていた。

工場労働者の急激な需要の伸びによって、農村から集められた人々は、工場近くの即席の安住宅にまず押し込められる。

雨後の筍のように無計画に作られた住宅や街には、上下水道設備は整っていない。生活排水は中庭を中心とした住宅地のあちこちに臭い水溜りをつくり、その上に汚物が上乗せされる。一室に数家族が同居し、数十人が共同利用するトイレはすぐに溢れて、悪臭を放った。そして、これらの汚水物の一部は直接、川に流れ込んだ。きれいな水はビールと同じくらいの貴重品で、貧しい労働者は、この汚染された緑かかった川の水を汲んでは飲料水にする。当然のように、コレラを始めとする下痢症を伴う感染症の病原体がテムズ川を軸に循環したのだった。

生活環境だけではない。労働環境も劣悪で、労働条件も悲惨をきわめていた。労働者は最低の賃金で、今では考えられないような酷い条件下で、一日14～15時間の長時間労働を強いられていたのだ。低賃金で食事も満足にとれず、ひどいときにはジャガイモの皮や腐りかけの野菜を口に入れることもあった。

さらに、労働者には4、5歳の幼児から、妊婦や産後間もない女性までもが含まれた。安い賃金では家族全員が働かなければ、生きてはいけないのだ。「働かざる者は食うべからず」の状態が容赦なく、幼児にまでのしかかってくる。

栄養不良に劣悪な環境。そして、過度で長時間の労働を幼い子どもの頃から強いられ、労働者の心身は確実に蝕(むしば)まれていく。

これを背景に、先のコレラとともに結核が蔓(まん)延した。繊維工場の中では、綿埃が舞い、ナイフやフォークの研磨職人は、飛散した微細な金属片の粉末を吸い込んで肺に炎症を起こす。そこに結核菌が巣を食い、栄養不良もあって、多くが発症した。

エンゲルスは、ロンドンの街を行く労働者の姿を「青白く、ひょろ長く、胸のうすい、目のくぼんだ幽霊」（『イギリスにおける労働者階級の状態』浜林正夫訳）と表現している。その幽霊たちは、「無気力な、いっさいの精力を消耗しつくしたよう」（同）だったとも書いている。

一方、当時の炭鉱労働者にもおびただしい結核の犠牲者が出ている。そもそも、イギリスの産業革命を成し遂げた栄華には、薪から石炭へのエネルギー革命と鉄鉱石がある。燃える石と鉄の潤沢な供給が必須条件だったのである。鉱山の坑道内で、塵や火薬の煙によって著しく肺を侵されながら、抗夫が地球の腸を掘っていたのだった。

ディケンズのクリスマス・キャロルの中でも、炭鉱労働者の家族の歌と祈りだけの静謐なクリスマスの夜のシーンが出てくるし、スクルージの貧しい書記の娘が、帽子の縫子として、上流家庭のご令嬢の衣装をつくっている話が語られている。

ブルジョアジーの婦人や娘の着る豪奢な衣装をつくるのは、若い女性労働者で、時には一日20時間もの労働を強いられていたという。こうやって命を削るようにつくられたレースのボレロを、二頭立ての馬車でやってきた〝高貴な〟女性がこともなげに持ち帰っていく。これも二つの国民の典型例だろうか。

ディケンズの作品を見渡すと、どの作品にも社会の矛盾や問題への指摘が底流に流れていることに気づく。

お針子を主人公にした彼の「鐘の音」という作品も昔、読んだ記憶がある。お針子の少女が夢も希望もなくなって、テムズ川に走っていくシーンは、当時中学生だった私に世の中の不条理を強く感じさせたものだった。

『クリスマス・キャロル』にも、表面的な栄華を誇るロンドンの裏側の影の部分である疫病や犯罪、そしてそれらを産み出す背景となる泥沼のような貧困と教育の欠如を具体的に物語に盛り込んでいる。

富んだ者、恵まれた者が、何を為すべきかをどこにもいるような典型的な金貸しのスクルージをモデルに悟らせる設定は、そっくりそのまま読者への問いかけにもなっているのである。

ディケンズ自身が、12歳で父親の借金のために靴墨工場に働きに出なければならなかった中で、同僚やその家族を通して、庶民の生活や労働者の苦労をつぶさに見て、自らも体験した痛みが、彼にペンを執る者としての意志を与えたのであろうか。

社会の不条理への怒りも悲しみも、小さな生活を守って必死で生きる逞しさも、それ故に見出せる小さな喜びも、ディケンズ自身の本物の記憶として、彼の著作へ顔を出してくるのだ。だからこそ、こんなにもメッセージ性の強い作品でありながら、説教臭くならず、ユーモアと明るさに溢れ、読後にはさわやかさの中に救いを得たような癒しを読者に感じさせるのではないだろうか。

このクリスマス・キャロルの映画を、私は映画館に通い詰めて6回観た。そして、久しぶりに原著と訳本を読み返してみた。

墓穴に落ちたと思ったスクルージが、自分のベッドルームの床板の上で目覚めたとき、人生をやり直せると小躍りして喜び、すぐに大きな七面鳥を買って、書記の家に匿名で届けさせる。小さなガチョウがテーブルにのっている書記の家族のクリスマスディナーに何としても間に合わせたいとするシーンには思わず笑みがこぼれる。

一張羅の服を着て、嬉しそうにクリスマスの街に繰り出すスクルージに、「人は生まれ変われるのかもしれない、しかも良い方に」というメッセージが感じられて、読んでいる私は、温かな湯に身を浸したような安堵感をもらっていた。

善意が世の中に広がったなら、社会も良くなるのかもしれない。閉塞感の漂う現代の日本社会の中で、この作品に希望を見出せたのは私だけではないだろうと思う。

振り返れば、当時のイギリスでは、労働者の実態を調査し、労働者の健康や生活環境の改善に取り組むために多くの著作や報告書が出されている。

ディケンズのような文学作品以外にも、先にあげた高名なエンゲルスや、公衆衛生学者のエドウィン・チャドウィックのフィールド調査をまとめた報告書もある。

チャドウィックは、ロンドンの下水溝にまで立ち入り、労働者のスラムを巡って調査をし、「イギリスの労働人口の衛生状態に関する報告書」（1842）を著した。彼は、衛生状態改善の緊急性、重要性を訴えるためにこの報告書1万部を無償配布して、世論に問いかけている。資本家中心の社会通念が当たり前にまかり通っていた時代に、資本家の「自由放任」を非難するチャドウィックは、まさに闘う紳士でもあったのだ。

当時は、ウイルスはもちろん、多くの労働者を蝕んでいたコレラ菌もペスト菌や結核菌もまだ発見されてはおらず、病原体もその伝播様式も不明で、予防対策を行政に生かす議論すら困難であった。そのために汚水処理の概念も技術もなく、チャドウィックの政策には欠点と限界があり、コレラの大流行を引き起こす皮肉な結果となってしまった。

しかし、彼の提言によって、1848年「公衆衛生法」が立法されている。過酷な労働条件を規制する「工場法」が制定されたのが、1864年と67年、ようやく改善の兆しが見えてきたのが70年以降ではあったが、提言しそれを書き残して広めるペンの意義を感じずにはいられない。

一方、当時、深刻な社会問題となっていた労働者の飲酒も、スクルージが「ジンのような強いお酒とも縁を切り」、禁酒をするようになったという記述で、ディケンズは釘をさしている。そういえば、ロンドンパブが有名だったなと〝ジン〟という響きに呼応するように思い出した。それに連想されて一枚の銅版画が脳裏に浮かんだ。ウィリアム・ホガースの「ジン横丁」(ロンドンのスラム街の人々)だ。

長時間労働に低賃金、明日への憂さ晴らしに安酒にはまる悪循環が、労働者自身も家庭をも崩壊させていく姿が銅版画に読み取れる。18世紀半ばに描かれたこの作品には、飲んだくれの親が手を離し、幼子が階段から落ちていくさまがある。後ろの建物の2階では首吊り自殺者が描かれてもある。

社会風刺を得意とした銅版画家ホガースは、まだ幼い頃に父親が事業に失敗し、負債者を収容する監獄で成長したのだった。後年、自分で稼げるようになるとロンドンの捨て子を集めて収容する施設をつくるなど、子どもたちの養育にも心をくだいていた。ペンは文章だけにあらずということかもしれない。

ディケンズはその思いを文章で綴ったけれど、それが約160年の時を経て、まさに今、見事な〝映像〟となっているのだ。『クリスマス・キャロル』はこれまでも多くの作品が作られているが、この立体映像を彼が観たら、どう感じるだろうか。これほどに原作の意を汲み、見事な映像を嬉しく思わないはずはないような気がする。クリスマス・キャロルの精霊ではないけれど、ディケンズがどこかの映画館でそっと見てくれていたらと思う。イギリス文学史上最大の人気作家の一人であるディケンズの足元にも及ばない私だが、ペンの信念と精神だけは受け継ぐことができたらと思ってこの映画をくり返し見ていた。

2. ウィーン ペストの記憶

海外でも仕事や原稿に追われるのが常なので、ホテルのルームメイキングに部屋を空けるのがつい面倒になって、なるべくアパートメントを借りて滞在する癖がついた。

何度目かのウィーンになる今回も、石造りの古い建物の一角を借りて、ようやく重いスーツケースから開放されると、日本ではちょっとない広さのリビングにベッドのようなソファを見つけて、まっさきに寝転んだ。

ああ、天井が高いな、そう思いながら寝返りをうつと、中庭に面した窓から明るい日差しと風に乗って、小鳥のさえずりが響いてきた。

石造りの階段は真ん中がひどく磨り減っているし、瀟洒（しょうしゃ）な飾りのついた鉄製の手すりも相当の年代物のようだ。修復と改装をくり返しながら、長い時を越えるヨーロッパの建物らしいひんやりした空気と少し埃っぽい石の臭いに、また戻って来ることができたと、懐かしさが溢れ出た。

自炊の食材や石鹸を買っておかないと今夜にも困るので、マルクト（市場）まで行こうか、それとも近所のスーパーで済ませるかなどと考えながら、ゴツゴツした石畳の街路を歩き出すと、足に跳ね返す不定形な石の硬さにヨーロッパ生活の記憶が甦ってきた。トマトやハーブの入った袋をさげ、パンの包みを抱えて、大通りやカフェのパラソルの開いて賑わうウィーンの街中を歩き回っていた。

この街のシンボルのようなシュテファン寺院とその高い塔を見上げ、壮麗な寺院の前の広場で、外国人観光客目当てのモーツァルトのいでたちのチケット売りたちをやり過ごすと、遠くグラーベン通りの人々の頭上にペスト記念柱が見えてきた。

先端部分が陽に金色に輝き、周囲に軒を連ねたブランドショップを威圧するかのように立つ、この壮厳なモニュメントは、大量死を引き起こした疫病、ペストの記憶である。

17世紀、ウィーンのペスト流行は、当時のこの街の人口10万人のうち、死亡者6万人とも、最近の研究では1万2千人もの人命が失われたともされる。

「この世には、戦争と同じくらいの数のペストがあった。しかも、ペストや戦争がやって来た時、人々はいつも同じくらい無用意な状態にあった。」（カミュ『ペスト』）

当時、ペストという致死率が高い伝染病から免れるためには、逃げることが第一の得策とされた。レオポルト1世は、いち早く街を逃げ出し、この大疫病が収まった後、ウィーンに戻ってくると、さっそく一流の芸術家であったエアラッハ、ブルナシーニらにペストの終結を神に感謝した記念柱を創らせた。記念柱には、ひざまずくレオポルト1世自身の姿もある。

病いの原因もわからず、有効な薬もなかった時代、疫病は悪い空気がもたらすという瘴気説や人間の奢れる行いに対する神の罰などとする天罰説、星の動きや合に原因を求める占星説が正統にまかり通っていた。

柱の台座には、病魔に苦しむ人間に天使がとどめの矢を刺そうとしているかのような像がある。この人間は、ペストの患者なのだろうか。または、ペストという病いをこのように表現し、天使が討伐するという意図なのだろうか。その鬼気迫るような恐ろしい表情は、病苦に痛めつけられた人間とも、恐ろしい病魔とも私にはとれる。

レオポルトの像の側には、地球を現す世界地図も彫られてあった。

陸続きのヨーロッパでは、戦乱と同じように病いもすぐに国境を越えてやってきて拡大しただろう。島国で鎖国時代も長く、中世のペスト大流行を知らない日本とは、疫病に対する危機意識も緊張感にも違いがあるのは当たり前なのかもしれない。

人口の3分の1が犠牲になったともされる中世の黒死病以降、ヨーロッパはペスト大流行を免れはしていたが、10年から15年おきに各地で小流行をくり返し、この悪魔が去ることは長らくなかったという。そして、この疫病流行をいかに防ぐかという〝生き死に〟をかけた大目標のもとに、公衆衛生の精神や対策が萌芽していった。

しかし、衛生状態も悪く、つねに飢餓と隣り合わせの栄養状態に、医療もその有効性を見出し難かった時代、ペストは人々の脳裏に恐ろしい災いとして刻まれ続けた。ペストの言葉は、病いの名前だけではなく、夥(おびただ)しい死〝大量死〟をも意味する。

ヨーロッパの底流にある、〝死は身近にあり、突然に当たり前にやってくる、死を憶えよ〟、「メメントモリ」という死生観は、中世のペスト流行以降に現れたという。

数日前に元気だった人が、雷に打たれたように突然に死んでいき、友人や家族がどうすることもできないままに短期間で亡くなっていく伝染病流行は、死は身近なものと深く人々に印象づけたのだ。

骸骨が墓場を抜け出て陽気に踊る絵や死者が生者を迎えに行くという絵を、私はリヨンの博物館で見たことがある。貧しい者も聖者も王族も関係なく、平等に骸骨（死）は生者のもとに訪れるものとして描かれてあった。

そこには生に対する死の絶対的な優位が読み取れる。黒死病の後、より良き死を迎えるにはどうすればいいのかを説いた死のためのガイド本「往生集」が出され、多くの人々がよりどころとしたという。

そんなことを思い出しながら、ふたたび記念柱の台座を見つめたとたん、私は思わずハッとして息を飲んだ。レオポルトの足元で、天使に矢を突きつけられ、苦痛に顔をゆがめ、髪を逆立て、呻き声に口を開けた人物像の胸の肋骨の浮き出た先に、乳房が露わにあるのに気がついたのだ。病魔に苦しむ人間なのか、ペストの病魔を表現したものか、その苦痛にのたうつ人間は女性だったのだ。

これまで、この街に来るたびに必ず訪れたペスト柱であったのに、女性と気づかなかったのは何故だろう。あまりに鬼気迫る表情に女性を意識できなかったからだろうか。

さらによく見ると、この女性の背後には、人々が遺体を担ぎ、埋葬に向かうシーンや泣き崩れる女性、野に倒れたままの遺体や集団埋葬の濠の中を思わせるレリーフが綿密に彫

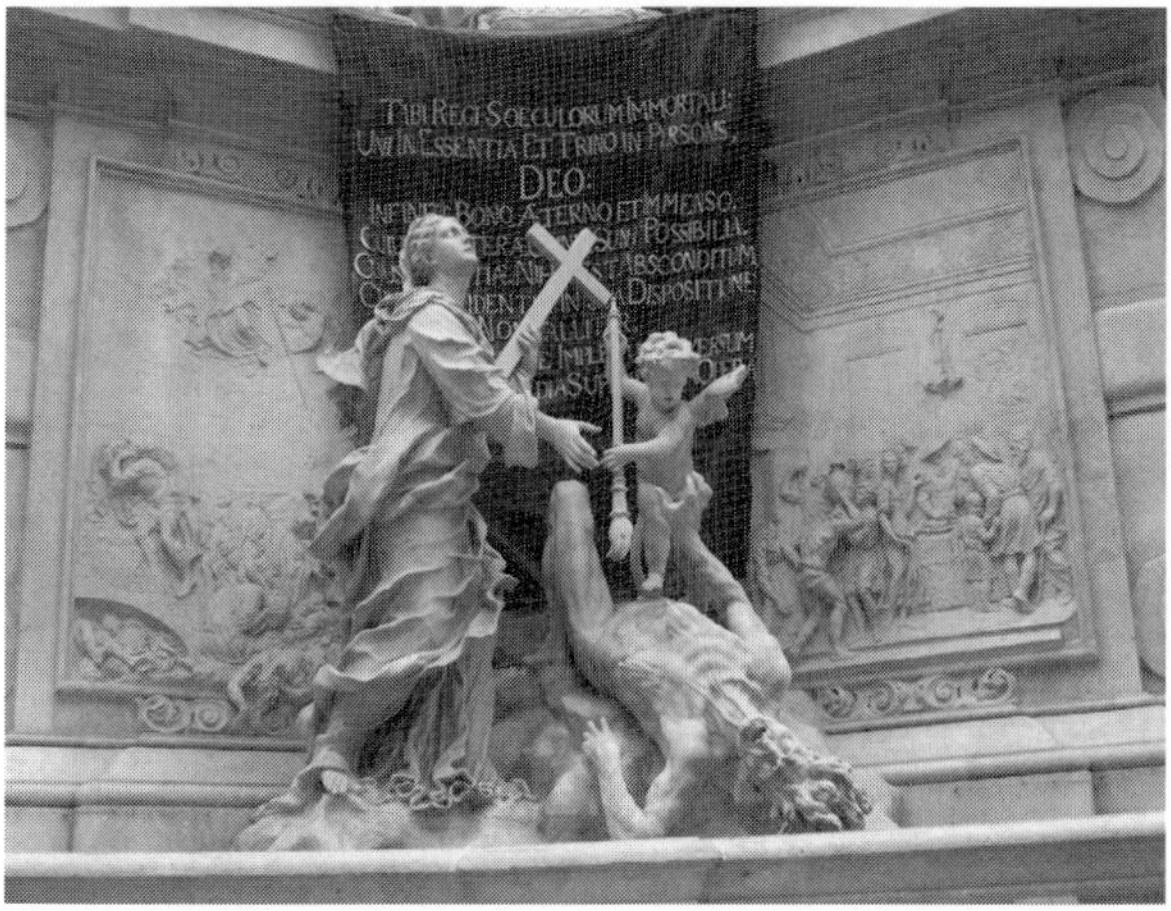
TIBI REGI SOECULORUM IMMORTALI
UNI IN ESSENTIA ET TRINO IN PERSONIS,
DEO
ペスト記念柱の台座部分

り込まれてあるのに気づく。植物が立ち枯れ、その根元に死体が転がる、これが疫病流行の現実だったのだ。

塔の前では赤や緑のパラソルが開いて、人々が楽しげにカフェに集っている。ペスト柱の前で記念写真を撮る観光客も多い。数メートルのペスト柱の全体を入れるのであれば、とてもその細かなレリーフまでは写り得ないだろうし、忙しい観光の中で、塔の背景の彫刻に込められた意味までを知ることも難しいかもしれない。その傍らで、私はずいぶん長い間この柱に見入っていた。

思い起こせば、私はヨーロッパの地方都市のあちこちで、ペスト塔と呼ばれるこのような記念柱に出会っている。私が公衆衛生の歴史を探すような目で、都市を巡り歩くせいかもしれないが、古い街には思いがけない場所に疫病の爪痕が残っている。

オランダのデルフトの街角には、やはり17世紀のペストの終焉の場所を示す絵が街角に残っていたし、戦争や革命の記念碑とは異なる疫病退散の塔は、ブダペストのマーチューシャ教会の前の広場でも、そう、オーストリアのシュタイアの町でも、プラハのマラー・ストラナに通じる古い石畳の途中でも見ることができた。

疫病患者の発生を知らせる鐘が響きわたると、家々から人々が走り出て、これらの塔の周りで踊り狂ったという。「死の舞踏」とされるそれは、疫病への恐怖と為す術のない災いを前に、神にすがるしかない思いが、人々を駆り立てたのか。メメントモリの死をできうる限り、遠くに避けるがための祈りなのか、いや、もっと原始的な死の恐怖への狂乱であるのか。

煌(きら)びやかなウィーンの大通りを避け、裏通りや路地裏を抜けるようにして、アパートメントにたどりついた頃には、もう夕方になっていた。ウィーン南駅に近いこの部屋を執筆の場として、アイディアに詰まるたびに私はフラフラと街に出かけていたが、街を散策する視点が一般的なそれとは少し違っていたから、出向いていく場所も異色だったかもしれない。「葬儀博物館」という、聞きなれない博物館に出かけたのは、その翌日のことだったか。街の一角にその看板だけを掲げて、入口には、駐車場の管理人を兼ねたおじさんが一人、煙草を吹かせて座っていた。

入場料を払おうとする私におじさんは手を振って、「今は駄目、あと2時間たったら、お出で」と言う。「2時間後？」、開館時間なのに何故だろうと解せない私も、おじさんの優しそうな笑顔を見ると、出直して来ようという気持ちになった。

博物館内の庭にほかの見学者も見当たらないし、近くの植物園に続く美しい庭園を散歩して、再び博物館を訪れてみると、ハイスクールの女生徒が30人くらい、賑やかに順番を待っていた。引率の先生らしき中年女性が手を上げて、ドイツ語で叫ぶと、ぞろぞろと博物館の中に吸い込まれていく。

おじさんは、「ちょうどよかったね、一緒に講義を聞くといい。団体なら説明をしてもらえるから」と私のチケットに切り込みを入れてくれた。女子高校生の最後尾にくっついて館内に入って行くと、私は、最初の部屋で度肝を抜かれてしまった。

古くから現代に至るまでの、棺桶が年代順に並べてあるのだ。もちろん、中世のそれはレプリカであろうが、死体を包んだという布も古い施療院の版画に見たそれにそっくりであった。そして、黒い棺桶は、私にドラキュラを即座に思い起こさせたし、寝棺や座棺の中に精巧な実物大の人形の横たわるのは、背後に描かれた墓地の風景画と相まって、恐ろしかった。

その先に講義室があって、女生徒とともに私も座って学芸員の講義を聞いた。葬儀の意義や儀式の内容と意味、中世から現代に至るまでの葬儀の変遷、一般の民衆の教会での式から王室の壮麗な式まで、その進行までもが丁寧に説明された。学生は、きちんとノートを取り、熱心に聞いている。私も最後まで聞き入っていた。

講義の後には、これからが本番とばかりにさらに奥の展示室に向かう。中世の弔い(とむらい)の絵があった。疫病の流行に夥しい死者が出て、それを集団埋葬の地まで運んでいく様子が描かれてある。墓穴というより、淵という印象のペストの集団墓穴に多くの人がいっしょくたに投げ込まれている。

大ガラスという異名をもつペスト流行時の死体回収人の、死体運搬用の荷車や遺体をひっかける杭のついた棒。ペスト医の奇異な嘴(くちばし)のついた仮面にモロッコ革のコートも展示されてあった。近代では、戦争戦没者の慰霊の式典や埋葬風景の記録写真。スペイン風邪の起こった1918年に撮られたたくさんの棺桶が一面に並べられた写真は、白黒ながら、新型インフルエンザの恐怖が身に迫って感じられた。

数字の上ではその致死率も死者数も知り、ウイルスの病原性遺伝子の特性までも論文で読み知っているはずなのに、この一枚の写真の方がその伝染病流行の本質、スペインかぜの惨状を私に直接的に突きつけてくる。

壁をおおうようなカタコンベ（地下墓地）の写真もあった。その積み上げられた頭蓋骨は、中世以降、疫病流行のたびにその高さが増したという。言葉で聞けば、当たり前と思われるそれも、その高さを実物のシャレコウベの写真で表現されれば、感じ方もまったく異なる。

カン、カン、カン、女生徒の一人が学芸員に促されて、弔いの鐘の紐を引いて、淋しいような悲しいような響きが、館内に拡がった。皆が一斉に振り向いた女性徒の先には、葬儀の礼装の黒のドレスが時代順に並び、霊柩（れいきゅう）馬車があり、さらに向こうには、本物のクラシックな霊柩車が置かれてあった。

「今日は授業の一貫として、この博物館に来たのです。豊かな時代になっても、死とはどんなものかを生徒に教えることが大切だと思っています。死を意識し、自分の問題として考えるからこそ、今の生を大事に生きようという教育ができると思っています」。引率の女性教師が私の側にやってきて、こうコメントをしてくれた。

メメントモリの死生観は、ウィーンの高校の授業にも、こんな形で残っているのかと思うと、この授業に参加できたことを有難く思った。

丁寧に生徒さんや教師の方に礼を言い、入口のおじさんにも頭を下げて、私は明るい日差しの外に出た。伝染病流行時の積み重なる棺桶も、無数の蛆虫（うじ）の吸いつく遺体の人形も、私の気持ちに暗い影を落としたはずなのに、何かそれを超越した清々しさを感じていた。

小走りにウィーンの石畳を撥ねるようにして、私はマルクトに向かった。人が生き生きと行きかう、活気溢れるそんな場所に惹かれたのかもしれない。

方向はあっているだろう、そんな思いで道を折れると、いきなり、目の前に古い石造りの建物に描かれた巨大な壁画が姿を現した。

数階建ての建物の壁いっぱいに描かれ、髑髏（どくろ）を曝した骸骨が手を振り上げて、釘を仕込んだ鞭を振り下ろしている。それは、まさに黒死病期に現れた贖罪を願う〝鞭打ち行進〟を強く意識したモチーフだ。そしてその鞭を振りおろしている先は、城壁に囲まれた昔のウィーンの街なのだ。

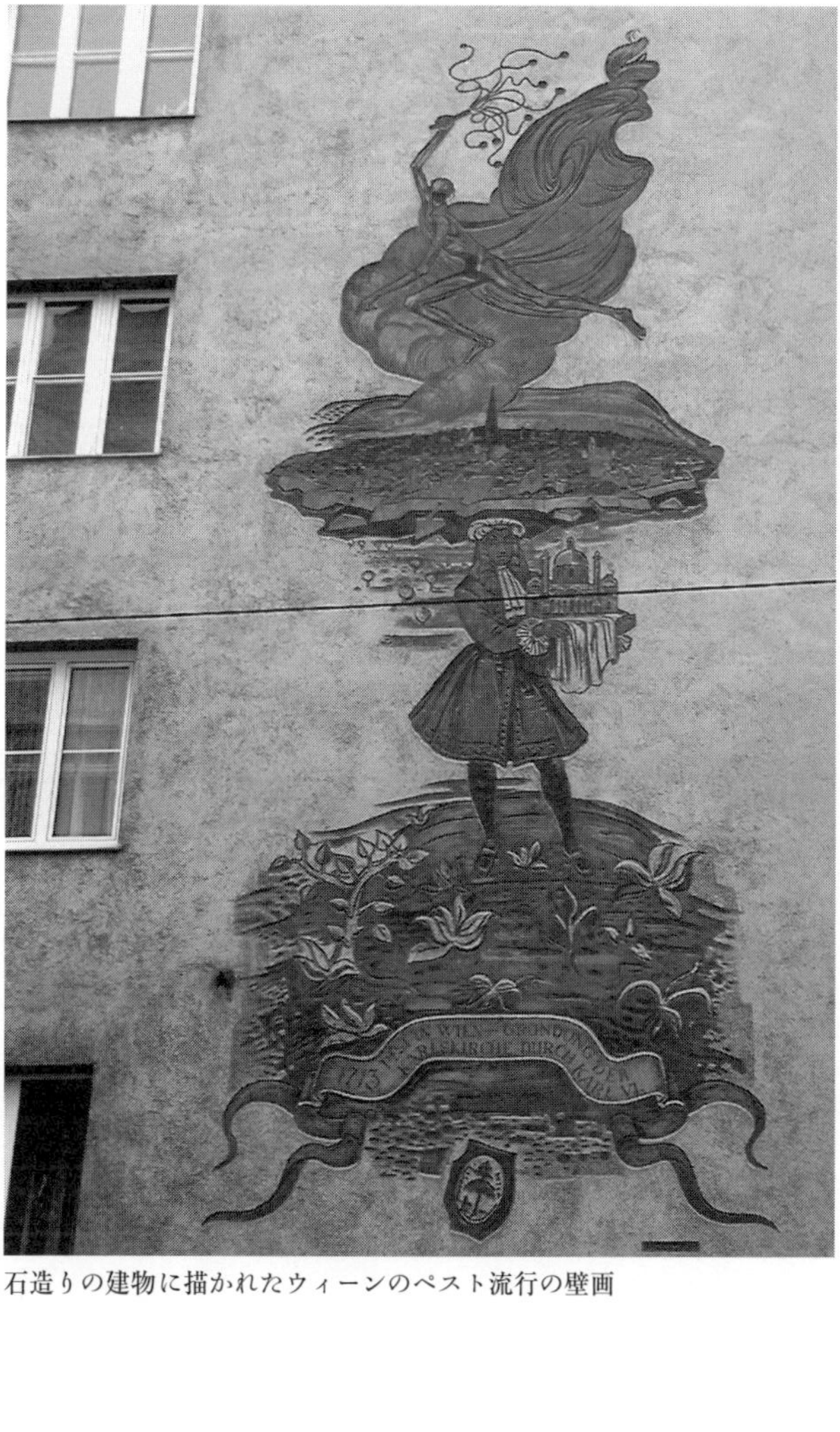

石造りの建物に描かれたウィーンのペスト流行の壁画

そこにはシュテファン寺院の塔が明確に描かれてある。その下で、カール6世（ハプスブルク家、神聖ローマ帝国皇帝）がペスト終結を祈念して建造させたカールス教会を手に立っているではないか。

建物いっぱいに書かれた壁画は、髑髏と鞭がウィーンのペスト流行の惨事を表し、その終焉を祈念したカール6世が、ペスト退散を祈ってカールス教会を建造させるまでの歴史を象徴的な画に残しているのだ。

誰が描いたものか、古都ウィーンでは、今なおこうしてペストの記憶が普通の市民生活の場で生き続けている。私は長い間、その壁画を見つめて呆然としていた。

3. マールブルク 公衆衛生の精神

2000年春、私はドイツの古い大学街マールブルクへ向かった。留学先は、マールブルク大学医学部ウイルス研究所。アレクサンダー・フォン・フンボルト財団の奨励研究員として、ウイルス学の世界では出血熱、マールブルク・ウイルスの分離に成功したことで有名なこの地に赴いた。

ブック型のパソコン2台に大きな2つのスーツケース。普段、生活する街中では、英語はほとんど通じないからと念押しをされて旅立った私には、不安と心配が心に膨れ上がっていた。

フランクフルト中央駅から列車で1時間余りで、Marburg an der Larn（ラーン川沿いのマールブルク）に着くらしい。半円形の天井の高い駅舎の中にヨーロッパ各地に繋がる列車が次々と入っては出て行く。

この駅の風景は、そうだ、どこかで以前に見たことがある。そんな懐かしい気持ちに捉われると、幼い頃に見た「アルプスの少女　ハイジ」の一場面を思い出した。ハイジがスイスの山奥からフランクフルトに住むお嬢様、クララの屋敷にやってくるシーンで、まず降り立ったのはこの駅のホームだった。

「左の窓の外をずっと眺めて、小高い山の上にお城が見えてきたら、そこがマールブルク・ラーンだよ」。駅員のおじさんがそう言いながら、列車に荷物を乗せてくれた。ドイツの春は5月に一斉にやってくる。車窓の外には、白い花々を満開に開かせた桜桃や林檎、洋梨の木々が美しい。碧みがかった白から、純白、ピンクかかった白まで、ホワイトにもグラデエーションがある。田舎町や農村の風景が窓の外を流れ過ぎて行く。町と町の間には、きっと深い森があって、森を抜けると牧草地が広がり、羊が群れをなしている。

遠くに小さな山に張り付いたような町が見えてきた。そのてっぺんにお城が建っている。教会の塔も見える。側の建物は大学であろうか。木組みの古い町並みがお伽話の挿絵のようだ。これがマールブルクの最初の印象だった。

マールブルクの町は、第二次世界大戦でも戦禍に遭わなかった。近隣の街は破壊され瓦礫の山となったが、ここが残ったのは、聖地だった古い教会と伝統ある大学、ルターが宗教問答をした部屋の残る方伯城と美しいラーン川に豊かな農村を控えた地であったからだ。フィリップス大学マールブルクの設立は、１５２７年。ノーベル賞受賞者も多く輩出している大学の中でも、医学、法学は特に人材が厚いという。そういえば、グリム童話のグリム兄弟もこの大学の法学部で学生時代を過ごしていた。

一方、公衆衛生の世界では、ハンセン病の救いの神とされるエリーザベトが葬られた聖エリーザベト教会のある街として知られている。13世紀に建てられたこの教会は、ドイツ最古の会堂型ゴシック教会建築だ。二つの尖塔が直線的な美しさをもって、天をつくように聳(そび)え立つ。地上の人間を天の神々の世界に導くかのように。ウイルス学研究所のすぐ目の前にあるこの教会に私は、やがて留学中、毎日のように訪れることになる。

教会の紅い扉を開けると、しんとした静けさとひんやりとした空気の向こうに温かなオレンジ色の蝋燭の灯がたくさん揺れている。側廊も中央と同じように高く、ステンドグラス（ガラス絵）が外界からの光を取り込んで、教会の中に宗教的な世界を創り出していた。

中世の頃、一部の限られた人のみしかラテン語を解さず、書物も大変に貴重であった時代、多くの人々は教会の絵画やガラス絵に描かれたメッセージを受けとめて、心の拠り所としたという。

この聖エリーザベト教会にも、聖女エリーザベトの生涯を綴った壁画やガラス絵がはめ込まれてある。エリーザベト（1207〜1231年）は、ハンガリーの皇女として生まれた。1歳で婚約し、5歳でチューリンゲンに移り住む。14歳でその王室に嫁ぐと、バルトブルク城で暮らすことになった。後にマルティン・ルターがラテン語で書かれた聖書を一般の人々にも理解しやすいドイツ語に翻訳したのも、この城の一室だった。

エリーザベトは、幼い頃より思いやりがあり、また信仰心が篤い少女だった。病人や飢えた人々によく食べ物を届けていたという。

ある年のこと。ひどい飢饉が起こって、城の周りにも困った人々が大勢、施しを乞いにやってきていた。城の蔵には穀物が蓄えられてある。しかし、それはこれからの厳しい冬を越えるための貴重な食糧だった。

エリーザベトは、それをこっそり外に持ち出す決心を固めると、スカートの下にたくさんのパンを隠した。しかし、それを城内で王に見咎められ、「何を持っているのだ」と詰問されてしまう。けれども、そのとき彼女のスカートの中から出てきたのは、たくさんの薔薇の花だったという。「黄金伝説」にも書き残された彼女の「薔薇の奇跡」という伝説は、このような話だ。

エリーザベトが生きた時代は、聖地奪還を叫んだ十字軍の遠征の真只中。それは、彼女の人生にも大きな影響を与えることになった。彼女の夫はその十字軍に参加すると、イタリアの地で熱病に倒れ、二度と帰ってくることはなかったのだ。20歳で未亡人になった彼女は、夫の兄弟らに城を追われ、マールブルクの地に移り住むことになる。

このマールブルクの地で、ハンセン病の患者らの姿を目にしたとき、エリーザベトはやむにやまれぬ思いにとらわれて、彼らの中に入っていく。そして、貧困者や感染症（ハンセン病）患者のための病院を建て、献身的な活動に乗り出したのだった。

聖エリーザベト教会には、患者の身体を洗う彼女の絵が残されている。やがて、1231年24歳の若さで他界した彼女は、1235年にローマ教皇によって聖者として認められ、マールブルクの地は聖地となった。以降、多くの巡礼の人々が、彼女の葬られた聖エリーザベト教会を訪れるようになる。私が聖エリーザベト教会を訪れたとき、教会の扉の側に「薔薇の奇跡」に因んだ赤い薔薇がその花弁を開かせていた。

人類の長い歴史の中でも、ハンセン病ほど不当な差別と社会的制裁を加えられた病気はない。ハンセン病は、病気がもたらす苦痛だけでなく、想像もできないような差別にその生涯を終えるまで耐え続けなければならなかった。

ドイツのトリーアにハンセン病患者に対する古いお触書が残されている。トリーアは、ドイツ西南のフランス国境近くにあって、国内最古の街とも言われる街だ。ローマ時代の壁門やコロッセウム、大浴場の遺跡も見られる。そのお触書にはこのように記載されている。

「教会や市場、粉屋、パン屋には決して入ってはならない。また、いかなる集まりにも出てはならない。泉水で手を洗ってはいけない。どこに行くにも他人にわかるように、必ず専用の上着をつけ、また、屋外では裸足で歩いてはならない。何か物を買いたいと思うときには、杖以外のもので触ってはいけない」

患者らは、風下に居るときにしか話をするのは許されず、街路でもし他人を見つけたときには、自分の存在を知らせるために笛を吹くか、木片を叩かねばならなかった。カスタネットのような木具を使うこともあった。

ハンセン病の患者らは、家族とも引き離され、城壁の外にあったラザレットと呼ばれる施設（患者らが集団で生活するキャンプのような場所）での生活を強いられた。このように患者は、社会から隔離され、あるいは放逐されて、空のお椀を持って、野や山をカタカタ、ガラガラと音を立てながら、命ある限り放浪していたのだった。

当時、ハンセン病に医学的治療はまったく功を奏しない。その病因もわからず、天罰説や神の与えた重い罰とするのが、ハンセン病という感染症の被害者に対する社会の見解だった。

ハンセン病は、ライ菌が起こす慢性の感染症である。しかしながら、ライ菌は感染力が弱いために長時間の密な接触がないと伝染しないし、菌を体外に出すのは一部の患者に限られる。また、たとえ、体内にライ菌が入ったとしても、たいていの場合は死滅して増えることはない。ごく限られた場合にのみ、感染が成立する。

このようなことから、家族内感染が多く、昔は遺伝病と誤って考えられたこともあった。たいていが幼少期に感染し、成人になって発症する。このように潜伏期が数年から長い場合には20年以上と長期にわたることから、感染経路が同定されにくかった。

どこから来たのかわからない、どうして発症するのかもわからないために、天罰説や神罰説が説得力をもってまかり通ったのだ。そして、中世の人々にとって、ハンセン病は目に見える病変と不治の病いに他のいかなる感染症をも凌ぐほどの恐怖を抱かせたのだった。

1871年、ノルウェーのハンセンによって病原体が同定され、1940年以降、化学療法による有効な治療が可能となり、現在、日本ではほとんどの患者が完治している。しかし、日本においても、患者が社会的にこうむってきた偏見と差別は近年まで続いていた。

日本において、ハンセン病対策の基本となったのは、戦前のらい予防法（旧法）である。この法律が戦後1953年にらい予防法（新法）として継承され、1996年3月27日に「らい予防法の廃止に関する法律」が成立するまで、国の意志で患者隔離政策が続けられていたのだ。

「らい予防法」には、強制入院や外出制限、秩序維持のための所長の強い権限などが規定されていた。1996年の「らい予防法」の廃止にあたり、病名は「らい」から「ハンセン病」となった。

1999年施行の「感染症の予防及び感染症の患者に対する医療に関する法律」の前文には、「我が国においては、過去にハンセン病、後天性免疫不全症候群の感染症患者に対するいわれない差別や偏見が存在したという事実を重く受け止め、それを教訓として今後に生かすことが必要である」と明記されている。

ハンセン病にかかるということは、単に肉体的な苦痛だけでなく、患者の市民権、人権、生存権にまで及ぶ問題だったのである。病原体についての知識が皆無だった時代、感染するということは罪であり、患者は神から裁かれた罪人とされることもあったのだ。ハンセン病は、無知と誤解による偏見と差別、そして迫害の歴史だった。

ハンセン病はもともとは、熱帯地方の病気であり、インドを中心として、アジアでは古くから認められていた。紀元前4世紀にアレキサンダー大王のマケドニアからペルシャ帝国、さらにインドのパンジャブに到る大遠征で、この病いもインドから中東にもたらされたと言われる。

その後のヘレニズム時代の地中海世界とインド交流に乗ってさらに拡大し、中東地域でハンセン病が蔓延する。2世紀にはローマ帝国が、ヨーロッパ、地中海地域、アフリカ、中東に及ぶ世界帝国に相応しい領土を広げると、その通商の繁栄を背景として、中世初期にはハンセン病は全西洋地域に広がった。

そして、十字軍遠征による人間の移動と長い戦禍による社会環境によって流行状態がつくられ、13世紀、ヨーロッパ世界でその流行の頂点に達したと考えられる。この頃、ドイツ、マールブルクの地でその患者に向き合ったのがエリーザベトであったのだ。トリーアのお触書には、専用の上着を着ることとされてある。ハンセン病の患者の黒衣には、手の形をした白い布が縫い付けてあったという。神の手が患者にあるという意味であった。

しかし、長きにわたるハンセン病の歴史を振り返ったとき、本当に神の手（救い）があったのだろうか？　患者が助けを求める気持ちが、この白い手ではなかったのか？と私には思われてならない。

聖エリーザベト教会には、彼女が患者の胸に手をあてるステンドグラスも残されている。逆光の中で見上げると、まるでエリーザベトが天から舞い降りるようだ。そこで彼女は患者の胸に手をあて、その腕をしっかりと握っている。私はこのステンドグラスを見たとき、「ああ、手当てとはこのような意味であったか」と思った。

患者に手を当て、触れることが「手当て」、治療の原点ではなかったか。真摯な思いやりや愛情が真に人々を癒やす。人は身体が触れ合ったとき、人のぬくもりを感じたとき、深い安堵感に身を沈めることができる。

20世紀までハンセン病は治すものではなかった。癒すものであった。一時癒え、また病

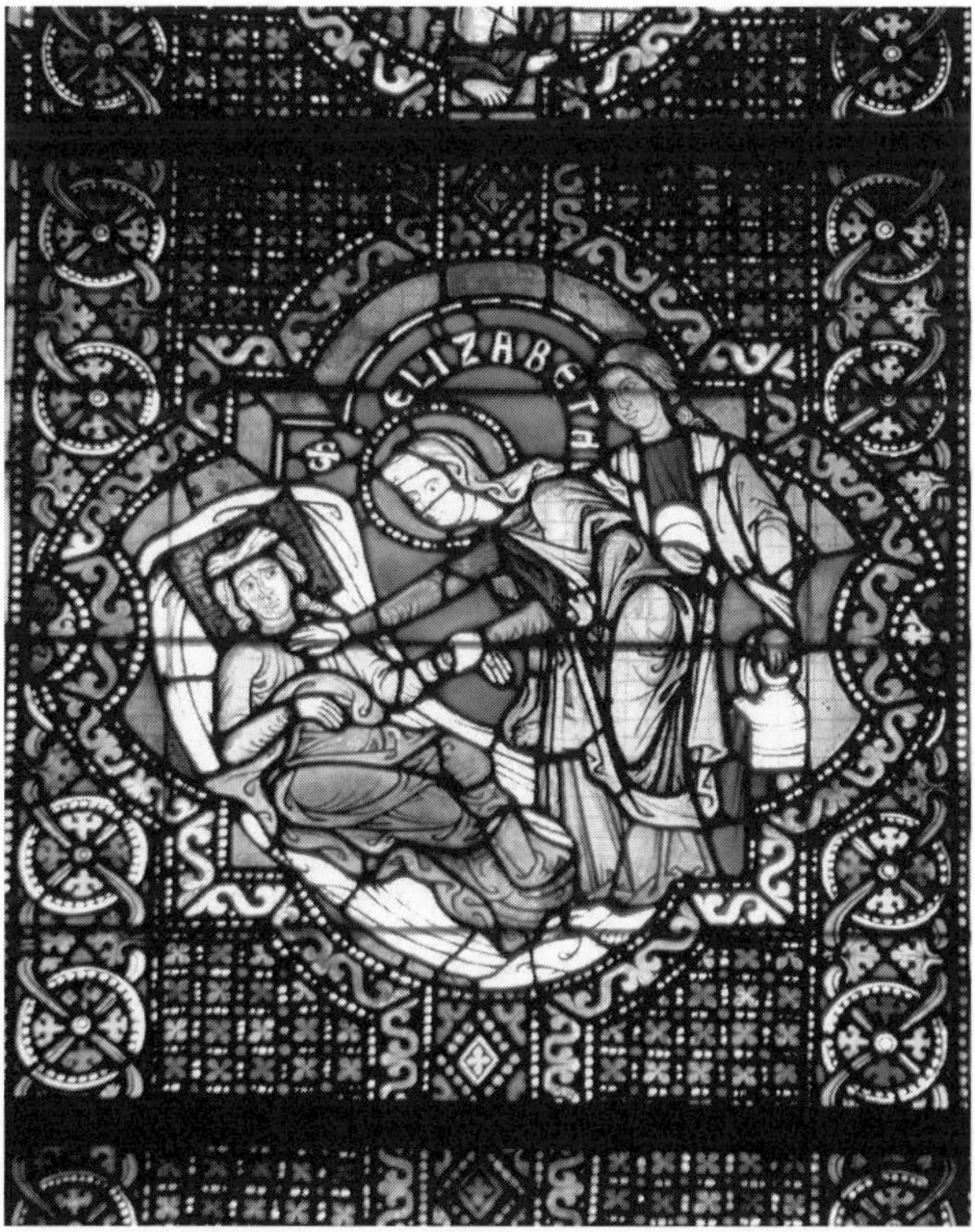

エリザベートを描いたステンドグラス

むのである。治すこととは違う。しかし、完治など望めなかった時代、ひとときの癒しが患者の生きるよすがとなり、暗闇を照らす灯となったのではないだろうか。

私は教会の中でエリーザベトを見上げながら、ある思いに捉われていた。

「神の御手」と言われた白いアップリケの手は、私の前にいるエリーザベトの手ではなかったか。救いを求める患者の手とそれをしっかりと受け止めるエリーザベトの手。その手と手を表すのが、白いアップリケの手であるように思えたのだった。

教会の内陣の前には、優しい微笑みを浮かべた彼女の像が人々を迎えている。彼女の深い優しさに抱かれて、私は限りなく慰められていた。そして、ここに自分の職務である公衆衛生の精神を見つけたのだった。

教会の外に出ると青々とした柳の枝が風に揺らいで、清清しい空気が私を包み込んだ。すると突然、ガラーン、ガラーン、ガラーンと教会の鐘の音が響き渡った。青空に浮かび上がった教会の二本の尖塔を見上げたとき、私は本当にドイツにやってきたのだと、このマールブルクの地に立っているのだと実感していた。

4. 昭和20年8月3日 甲州街道の少年

『ALWAYS三丁目の夕日』という映画のDVDを大事にしている。仕事で精神的に参ったなと思ったときに見ては励まされている。

昭和33年東京の町。空を見上げると建設中の東京タワー。終戦から13年、町の人々はみんな一生懸命にそれぞれを生きている。

「でっかいビルディングだって夢じゃない！」と豪語しながら自動車修理に汗をかく男は、南方の戦地で艦砲射撃をくらった部隊の生き残りだ。それを健気にささえる女房は、戦争で生き別れた恋人の思い出を大事に心にしまって、つつましく日々の暮らしを守っている。

青森から集団就職でやってきて住み込みで働く少女にミシンで服を縫い、破産した遠縁の母親のいない女の子を「うちの子」として、愛情をもって迎える。その夫婦の一粒種の腕白息子の興味は、なんと言ってもテレビだ！

一家が、みんなで囲むちゃぶ台にご馳走のコロッケの夕食。東北からセーラー服姿で上野駅に着く集団就職の一団、給食費が払えず昼を我慢する小学生、一台のテレビに近所中で沸くプロレス観戦など、当時の象徴的なエピソードや人物設定を含んだ映像は、時代の風景や生活や世情までもが丁寧に再現されていて、見る者に懐かしさとともに、そのどこかに自分の姿を投影させる力がある。

その一家のお向かいには、小説家志望の茶川竜之介氏が懸賞小説に連敗しながら、駄菓子屋をやっている。純文学を志すが、ままならずに苦闘している、こんな文学青年も当時珍しくはなかったろう。

その彼は酔った勢いで、居酒屋の女性から頼まれて、縁もゆかりもない孤児の男の子を引き受けることになってしまう。そしてまた、その居酒屋の美しい女も、親の借金のかたに身売りのように踊り子に戻っていく。

そんな暗い話でもあるのに、それを吹き飛ばして上を向ける「希望」がずっと映画の底流にあって、観客を勇気づける。

戦争でひどい痛手をこうむり、どん底の苦しさと悲しみを知って、必死に貧しさと闘い、失ったものを取り返そうとがむしゃらに働く人々。そのひずみの中でまた苦しみもがきながらも、お互い助け合って、前向きに生き抜こうとする人々の気概と他人の痛みを共有できる人情、また勤勉さが強く感じられる。そして、金銭やうわべの見かけでは計れない、現代社会に失われつつある「精神の豊かさのようなもの」も思い起こされるような作品だ。

私は、H5N1型鳥インフルエンザという強毒性ウイルスからの新型インフルエンザ対策の仕事をしている。講演やパンフレットの啓発でもなかなか理解を得られず、ならば映像化して現場でDVDを見てもらうのはどうか、ということになった。その打ち合わせの場での話である。

「病原性の強い新型インフルエンザの大流行は、ある意味、戦争と同じですよ」。そんな議論になった。人口密度も飛躍的に上がり、特に通勤通学の満員電車や地下鉄、バスの行きかう大都市では、短期間でウイルスが拡大する恐れがある。高層ビルでは換気も難しく、人が集まるイベントも連日開催されているという背景もある。

さらに、これまで人で流行したことのないH5型であれば、ほとんどの人が交叉性基礎免疫を持たないため、なおさら、拡大する可能性が高い。また、病原性の強いウイルス発生となれば、殺到した患者で病院はごったがえし、院内感染が拡大して医療従事者にも感染者が多発する。病棟にウイルスが侵入すれば入院患者にも感染者が続出するだろう。

一方、物流関係の人が寝込めば、薬や食料の供給にも影響が出かねない。ライフライン関係者に欠勤者が続出すれば、生活基盤も崩れかねないのである。都市化に伴い自給自足の崩れた現代では、感染症の大流行の危機管理は二次的被害も十分に想定せねばならず、単に医療問題としてはかたづけられない。まさに、戦時下突入が妥当な表現なのかもしれないのだ。

さらに、現代社会の危機管理を考えたとき、人の側、とくに若い世代の人々の対応能力にも不安があるという。

「今の世の中、必要な物はすぐにコンビニで手に入ります。食事も時間を問わず、どこでもできるようになった。また電化製品の発達はここ数十年であらゆる生活を効率よく一変させています。生活上、困ったことにあまり直面しないのが現代です。ということは一方で、困難に慣れていないという事。だから、今の子どもたち、若い人たちは、いざ何か災害というときに対応できるだろうか?と心配になります。充足した生活の中では、限界状態のときに立ち向かう精神力も具体的な知恵も、あまり身についていないのではないか?と思うのです」

この発言に制作側のトップの方が口をひらいて語り出した。

「僕が10歳のときに終戦を迎えました。僕の家は、八王子の地主だった。都心に近かったから、空襲もよくやってくる。ただ、子どもだったからかな、飛行機に興味があって、爆撃機がやってくるとその機の名前を友だちと調べたりもした。ときどき、ずいぶん低空で飛んでくるのもあるから、ああ、あれは何という機だとか、安い薄っぺらな紙で戦闘機や爆撃機の案内本が出ていて、それをめくっては、空を見上げたものでした。

その飛行機が、ある日、夏の青空からたくさんの白い紙を降らせた。しかし、それは風に乗って、どんどん風下の方へ流されていく。そう、立川だとか、あっちの方へ飛ばされては落ちていったのです。その紙には、『今夜、この地域を爆撃する』と印刷されてあったらしい、空襲の予告状だったのです。うちの街には風に流されて紙は落ちてこない。けれど、風下の町からそんな噂が流れてきました。しかし、お上はそんなのはデマだって言う。空襲は来ない、動揺するなということです。

戦争も最後の方になると、制空権を握られ、空襲もやりたい放題、その頃は空襲警報もなくなっていました。噂はあるけれど大丈夫かなあと、多くの人々は不安を抱えながらも普段どおりに夜を迎えました。

でも、僕は、なんとなく胸騒ぎがして、そっと布団から抜け出ると真っ暗な中を八王子の街を貫く甲州街道まで走っていきました。そうしたら、甲州街道に消防車がいっぱい止まっているのです。目が慣れてくると薄暗がりにずらっと何十台も、見たこともない数の消防車が浮かび上がった。『ああ、あの紙に書いてあることは本当だったのだ！』と直感しました。本当に今夜、大空襲がやってくるのだと確信したのです。

それから、走りに走って、家に引返して、家族をたたき起こして、近所にも声をかけて、皆で山に逃げました。そして、夜中の12時過ぎ、本当に空襲はやってきた。空から襲うって表現はその通りで、まず焼夷弾をばらばらと街を取り囲むように落とした。それは七色の閃光を放って炸裂し、轟音が耳を貫きました。市街地には天空に届くかと思うほどの火柱が立ち、真っ赤に燃えているのを、くぼ地にひとかたまりになって震えて見ていました。

翌日、日が昇って明るくなってから、戻ってみようにも熱風のような空気で街には近寄れもしない。やっと、2、3日経って戻ると地面がまだ熱い。熱いのです。消防車も焼けていました。八王子の中心部にあった家は跡形もなく、食器は変形して団子のようになって足元に転がって、焼け野原に土蔵だけがぽつぽつとあちこちに立っていた。地面に防空壕を掘っても、そんなだから死んだ人はいっぱいいました。内科の病院だったけれど、患者がいるからと立派な防空壕を造ってあった。でも、そこから大勢の犠牲者が後になってから見つかったりしました。

お上はね、国はね、焼夷弾が落ちたら、箒（ほうき）で火をたたき消せって、国民に言っていた。あの焼夷弾の火を箒なんかで消せますか？　焼け爛（ただ）れて、地面まで熱くなる、ガラスも溶けるような灼熱地獄をどうやって消せるのでしょう。箒でたたき消そうとした人間の多くは死んでしまったに違いないと思います。空から降ってきた白い紙の情報は嘘だと言われて、信用していた人の多くは逃げ遅れたのです。

生きようと必死にならないと生きられないときもあるのです。それでも、ある一定の確率で弾に当たるか、焼夷弾の直撃もくらうかもしれない。家が焼ける、周辺にも焼夷弾が落ちる、運が悪ければそれにあたる、でも、必死で逃げないとならない、街中に居たのでは生き残れなかった。生きようとあらゆる知恵と強い意志を持って、生き延びる努力をしないといけないときがあるのです。現代の日本の飽食で豊かな時代の子どもや若い人たちにそれがあるでしょうか?

火柱の立つ街を見て、誰かが『天皇陛下万歳』とつぶやきました。それはやがて大合唱になって響いた。僕の祖父は、懸命にお経を唱えていました。まるで家族の命乞いをするように唱え続けていた。そんな生き地獄のような経験を今の若い人が想像できるでしょうか。

だから、今のうちにH5N1型鳥インフルエンザからの新型インフルエンザの危険性や対処方法について、まず知らせる映像を創る意義があるのです。今の日本だからこそ、危機管理として、発生前に教えておくべきなのです」

こうして、H5N1型強毒性新型インフルエンザ発生のメカニズムと発生時のシュミレーション、予防から看護方法までも網羅した映像DVDが完成した。私も田代眞人国立感染症研究所インフルエンザウイルスセンター長も、ボランティアで参加し、良いものができたと喜んだが、それは普及しなかった。ほとんど使われることもなかったのが現実だった。

がっかりしている私に、ある人は、「平和ボケしている今の日本で、感染症の危機管理なんて、誰も興味を持ちませんよ、お疲れさま」と笑っていた。

２００９年春、豚インフルエンザ（元は鳥ウイルス）が新型インフルエンザとなって若い人を中心に流行し、多くの患者が発生した。しかし、これは弱毒型で病原性も低く、ほとんどの成人が交叉性基礎免疫を持っていたこともあり、大きな健康被害を出さずに済んだ。H５N１型鳥ウイルスのような強い病原性がなかったのは幸いだった。

しかし以降、「新型インフルエンザは大したことはない」「これで新型は済んだ」との誤った印象が世の中に浸透してしまっている。このようなことも、H５N１型強毒性新型インフルエンザの脅威を忘れさせる誘因だったかもしれない。そして以降、これまで国や自治体、企業など各分野で進められてきたH５N１型新型対策が大きく後退、中断されたままとなっている。

しかし、２０１０年秋以降、鹿児島のナベヅルなど野鳥を始め、各地の養鶏場でH５N１型強毒型鳥インフルエンザの感染事例が発生、韓国でもより大規模な流行の報告が相次いでいる。２００９年までとは異なって、北から越冬のために南下した渡り鳥が関与した感染で、シベリアなどの北の営巣地帯にH５N１型鳥インフルエンザウイルスが定着した可能性が高いことを示している。今後は、毎年冬季にH５N１型鳥インフルエンザの発生がくり返されることが懸念されるのだ。そして、２０１５年には西アフリカ諸国の養鶏場でも、この鳥インフルエンザが発生して、大きな被害を出している。

また、H5N1型鳥ウイルスは、インドネシアなどの豚での不顕性感染も報告され続けており、H1N1型インフルエンザなどとの遺伝子交雑による新型インフルエンザ出現の可能性も指摘されている。

さらに、エジプト、インドネシア、中国をはじめ、人への偶発的な感染例、死亡者の報告も後を絶たない。患者から分離されたウイルス遺伝子の解析の結果では、鳥型から人型に変化しつつある兆候も認められ、いつ新型インフルエンザに転じても不思議ではない。

このように、H5N1型強毒性新型インフルエンザ発生のリスクはまったく減っていないばかりか、危険性は増しているにも関らず、そのほとんどが報道されておらず、国民に認知されていない現状にある。このような状況下でH5N1型強毒性新型インフルエンザが発生したときには、まさに戦時下と同じ様相になるのではないか。

その危険性を回避するためにも、今ある薬やワクチンを事前に国民に準備し、医療機能を守って治療を可能とすべく、H5N1型新型インフルエンザ対策を再開、強化すべきである。そして、この脅威を広く国民に周知させて、発生時の対応の仕方も啓発しておくべきではないのか。パンデミック時に薬やワクチンという希望を国民に与えてほしいではないか。国内外の鳥インフルエンザのニュースを聞きながら、そんな思いに強く打ちひしがれている。

そんな時、ふと、リモコンのスイッチを入れて、あの『三丁目の夕日』の映像に眼を移す。すると、私の脳裏の中で、昭和20年の8月3日、甲州街道のたくさんの消防車を見つけて、真っ暗闇の中を家に走り帰る少年の姿が、その映像と重なりあう。

実は、あの甲州街道の少年が、戦後、苦労と努力を重ねて現在の制作会社白組を築き、その会社スタッフを中心に創られたのがこの『ALWAYS三丁目の夕日』だったのだ。さらにその方（白組社長　島村達雄氏）が、製作委員会の中心となってH5N1型強毒性新型インフルエンザの脅威のDVDをもつくり、世に警鐘を鳴らしてくれているのである。「生きることに一生懸命にならなければ生きられないときもある」、しっかり眼を開いて、やるべきことは為せということを言っておられるのだろう。

私が困難に直面したとき、『三丁目の夕日』の映画をじっと見つめるのは、この甲州街道の少年の勇気と行動力、そして正義感に励まされるからなのだ。

5. アッシジのフランチェスコ

イタリア中部の小都市、アッシジは自然に恵まれた静かな街だ。私がはじめてここを訪れたとき、ウンブレアの緑の野に無数の花がちりばめられている中に、ぽっかりと浮かぶようにアッシジの町が中世の姿そのままに佇んでいた。

スバシオ山の緩やかな斜面、アッシジの丘のふもとにサン・フランチェスコ修道院（大修道院）が、壮麗な橋梁のような姿を見せている。丘の中腹には、城壁に囲まれた一群の石の城、まるで要塞のような街が続く。そして、この街全体がスバシオ山から切り出したという淡いピンク色の石でできていて、それが明るい陽の光を反射してキラキラと輝いていた。バスの窓からそれらを目にしたとき、やっとこの地に辿りついたという喜びとともに、私は深い安堵感のようなものを感じていた。

アッシジは、13世紀に聖フランチェスコがその教えを説いた地として名高い。彼の教えを慕って、今も巡礼のためこの地を訪れる人々も多い。また、サン・フランチェスコ聖堂の壁を飾る、ジェットの聖フランチェスコ伝の素晴らしい壁画等を一目見たいと思う人々もいるだろう。

しかし、特別な信仰を持たない私であってさえ、このアッシジは、少し厳しい日程をなんとかやりくりしても、再び訪れたくなる地である。中世からの街並みの美しさや自然の豊かさもあるが、私の理由はどうも別のところにあるらしい。

たくさんの坂を上り下りしながら、アッシジの町を彷徨(さまよ)って歩くと、修道院の高い石壁の道や白や紫の小さな花をつけた夏草の生い茂る庭などで、修道服に腰紐を巻いただけの修道士らに出会うことが多い。所有を拒み、清貧に生きたフランチェスコ伝を想起させる簡素な服装と、何よりも彼らの上に浮かぶ柔和な表情に、現代版フランチェスコがそこにいる、そんな気持ちにさせられる。

一期一会の旅人に、ふと向けられた彼らのまなざしの温かさに、心が不思議なほどにふんわりと和らぐ。通りすがりの私に向けられた修道女たちの優しい微笑みに、ほっと心が休まるような和やかな気持ちになる。清貧と謙譲を説き、すべてに向かって兄弟姉妹と呼びかけたフランチェスコの教えが、今も彼らの笑みの中に溢れ出るのだろうか。

そして、この修道士たちの気持ちがまるでこちらにも伝染でもするかのように人々の中に温かく広がるのか、この町で出会う人々の上に善意の笑みが浮かんでいるように感じられる。

林立するビルのオフィスや閉鎖的な研究室の中で、インターネットや携帯電話に縛られながら、犇（ひし）めくような仕事に追われる日々を過ごしていると、時にこのフランチェスコの町に出掛けたいと思うようになる。こうして私がアッシジに向かったとき、ウンブレアの野に黄色い菜の花が埋め尽くしているときもあったし、赤いポピーに似た花が咲き乱れていることもあった。黄金色に、下草が色づいている晩秋の頃もあった。

そんなウンブレアの野をときどきふり返りながら、磨り減った石畳を登り、白や薄ピンクの石壁に沿ってアッシジの丘を行くと、石造りの家々に子どもたちの声が響き、老婆が日向ぼっこをして、学生は重そうな本をリュックに出し入れしている。中世からの風景の中に現代の人々の生活がしっかりと根づいているのを感じる。

山上まで登って町を見下ろすと糸杉が所々に立ち、風がオリーブの葉をひるがえして白く波立せながら、ウンブレアの野に向かって吹き抜けて行く。鳥のさえずりが、そこここから聞こえてくる。ふとフランチェスコが「小鳥に説教するアッシジの聖者」と言われていたのを思い出した。

このフランチェスコの導いた修道会、フランチェスコ会は、ハンセン病の患者の救済に先駆的に働いた活動で知られている。中世の時代、ハンセン病の患者は、キリスト教会によって、社会から隔離追放されていた。それに対し、反対の宗教的理念をとなえる修道会が登場してきた。それがこのフランチェスコ会であった。

ハンセン病のみではない、中世の黒死病（ペスト）の惨禍の中でもフランチェスコ会の修道士や修道女が、病人の看護のために多く犠牲となった記録もある。信仰のための、ひたむきな献身的な行為に基づく死であった。

有効な薬も治療もなく、衛生面にも大きな問題を抱え、栄養状態も常に餓えと隣り合わせの〝人の生き難かった時代〟には、互いの助け合いの相互扶助が人命を救う唯一の道であったのかもしれない。フランチェスコは、自らの仲間を「小さき兄弟」と呼んでいたという。兄弟とはお互いに助け合う、対等な仲間という意味であろうか。

フランチェスコは、1182年、この町で裕福な織物商人の息子として生をうけた。何不自由なく育った彼は、実は遊蕩(ゆうとう)好きな若者で、軍人として隣国ペルージャとの戦いにも従者を従えて参戦したという。しかし、アッシジはその戦いに敗北し、フランチェスコもまた捕虜となって囚われてしまう。

多額の身代金を払って（当時はこのようにして戦勝国は儲けていたという）、ようやく解放されたある日、彼は、サン・ダミアーノの小さな教会で祈っているときに十字架のキリストの声を聞く。「フランチェスコ、私の家は崩れ落ちそうだよ。建て直しておくれ」。彼はこのようにして俗世を離れ、教会の修繕へとキリストの後を追っていく。

フランチェスコは一切の所有を拒み、貧しさを尊び、貧しく弱き者を助けて生きていこうと決心する。祈りと愛と平和に身を捧げて、その中で日々を過ごしていこうとする。このようにして、フランチェスコは清貧のうちにキリストに従うことを説いていった。

もはや彼にとって、世俗にまみれ、堕落した聖職者に用はない。彼は、襤褸(ぼろ)服に縄をしめ、裸足で歩いて、服に白墨で十字架を書き、ラテン語でなく、人々にわかるイタリア語で話した。そうして説教をしては石を喜捨してもらう。この石は、壊れた礼拝堂の修復に使うのである。彼の説教は素朴であるが、ひたむきで深い優しさと豊かな心を人々に感じさせるのだった。

フランチェスコは、福音書の言葉「病人を治し、死人を生き返らせ、らい病人をきよめ、悪霊を追い出しなさい。あなたがたは、ただで受けたのだから、ただで与えなさい。」（キアーラ・フルゴーニ『アッシジのフランチェスコ』三森のぞみ訳）に共鳴し、この言葉を実践していく。他者のために労苦を惜しまず、ハンセン病の患者のための療養院を作り、さらに十字軍の戦いを終わらせようとイスラム教徒を改宗させるために遠くシリアやエジプトに赴いて、スルタン（トルコの太守）に教えを説こうともした。

フランチェスコの誠実で正直な行ないは人々に感動をもたらして、やがてそのみすぼらしい姿に石を投げ付けた者にまで、修道会の教えは深く届いていく。

26歳のときに始めた彼の活動は、着実に賛同者を得て、43歳で彼が亡くなるときには全欧に数万の修道士を抱え、1000以上の修道院が設立されるまでに発展していた。そして、フランチェスコは死後2年という短期間で、聖人に列せられた。

フランチェスコは晩年、ひとり山に籠るようになり、鳥や羊や魚にまで話しかけて、説教していたという。命あるものすべてに語りかけ、ともに歌うのである。生あるものすべてと心をかよい合わせるということであろう。

このときの様子がジェットの壁画にも残されていて、見上げる私を、なんとも穏やかな気持ちにさせてくれた。

フランチェスコ会の「清貧」は、ただの貧しさ、慎ましさとは異なるように思う。むしろ清らかさや、その先に明るい晴れやかな清々しいまでの生きる歓びが感じられる。命あるもの、命を大切にする彼らの心の中に、まるで輝く生命力が溢れ出ているように思える。だからこそ、彼らは優しい笑みを湛え、無垢なまでの温かな気持ちをもって、喜んで人々の中に溶け込んで行けるのではないだろうか。

そして、このフランチェスコの気持ちは、公衆衛生の根本の精神にも通じているようにも思えるのだ。たとえば、人から人に伝染する感染症の流行を小さくし、健康被害を最小減にくい止めようとしたとき、このすべての命を最優先に尊ぶ精神が人々に共有されたなら、社会を動かすような気がするのである。

アッシジを訪れ、道行く修道士たちの微笑みに癒されるのは、きっと私だけではないだろう。フランチェスコ会の彼らには、人間に潜んでありがちな罪悪を軽々と越えて、遥かに空高く飛んでいく小鳥のようなさわやかな愛がある。

夕日の落ちる頃、私はウンブレアの野に降りて、アッシジの街を見上げた。石の城のような街全体が茜色に染まっている。うすピンクの石材に夕日が反射して、鮮やかに染め上げていく。このとき、ひときわ際立つ幽美な美しさがこの街を包んでいく。

そして、こうして草原に立って、サン・フランチェスコ聖堂を見上げる私までも、いつしか同じバラ色に染まっているのであった。ふうっと息を吸うと草原の懐かしい草の青々しい香りがして、ひろげた腕、手の指先にまでアッシジの清らかな空気が行き渡っていくようだ。

そうだ、この空気はフランチェスコが呼吸した自然の息吹だ。ふとからだが軽くなって、このまま八百年前の彼らのところまで飛んでいけるように思えた。フランチェスコやその仲間たちがこの小さな丘の上で歌ったやさしい歌声が、今の私にも聞こえてくるようだ。

6. 偉人秦佐八郎に学ぶ

最近、ＨＩＶ感染の検査方法やＡＩＤＳという病気についての報道や予防啓発のキャンペーンなどが再び取り上げられて、目にする機会が増えてきたように思える。ＨＩＶ感染の問題は、１９９０年代には日本社会の重大な問題として注目され、大きく報道も繰り広げられたが、以降、マスコミの記事も少なくなった。そして、時の経過とともに、国民の中にＨＩＶ感染によって起こる病気の記憶もその予防対策の重要性までもが薄れてしまったように感じられて、私はずっと不安を覚えていた。

現状を見れば、ＨＩＶ感染者数は増加しており、ＡＩＤＳ発症数も止まったわけではなく、日本社会の中で特に若い世代の年齢層を中心に、確実にＨＩＶの感染拡大が進行している。治療薬のめざましい進歩はあるにせよ、やはり、感染症には予防に勝るものはない。さらに持続、潜伏感染をする疾患では、生涯にわたってこの感染症と向き合わざる得ない状況ともなるため、より積極的な予防教育の徹底が必要である。これらのことから、再度、ＨＩＶ感染に対する大規模な予防教育の普及や熱心な啓発活動の復活を強く望む。

数年前に、大学のキャンパスで配布されていた予防啓発パンフレットに「ＡＩＤＳ問題が終わったなんて誰が言ったんだ！」というタイトルのものがあったが、現在はより一層、日本ではこのような資料が必要な社会状況になったのではないか？と危惧している。

大学で講義に立つたびに、生活の中でリスクのある感染症の講義を平易な言葉でわかりやすく、予防に重点をおいて、医学や看護、薬学などの専門ではない一般の学生向けの教養講義として開講できないものかと考えていた。

たとえば、美大や音大の学生、経済や文学、法学、教育などを始めとする文科系の学生、理系であっても、工学や物理や数学を専攻する学生たちに、このような感染症の教育講話が必要なのではないか。さまざまな感染症の予防教育を教養の講義として行うことで、若い学生たちのこれからの人生に役立ってくれるのではないか？　そう考えながら、いつかどこかの大学で実現させたいという希望を抱えている。

一般に性感染症は、性に対する社会的通念や性風俗という社会的因子に大きく影響される。ここに、性感染症の予防教育の難しさの側面の一つがある。

現代のＨＩＶの感染拡大の背景には、初交年齢の低年齢化やコンドーム使用率の低下（これは、経口避妊薬のピルの普及とも関係があるとも言われるが）、性行為に対する意識の変化などもあげられている。

国内のＨＩＶ感染者数の報告を見るたび、この後ろには報告のされていない（検査を受けていない、本人もその感染を知らず、また、ＨＩＶに危機感も興味も持っていないような人たち）、若年成人層の存在があるのではないか？と不安を覚えながら、特に若い世代への性感染症の教育の実践の重要性も痛感している。

このような日々の中で、性感染症についての予防やその啓発について調査を進めているうちに、先天性梅毒の予防や対策を立案研究しながら、啓発活動に多大な尽力をはらった日本人医学者の記録に行きあたった。その人は、梅毒の治療薬を発見したことで高名な秦佐八郎（１８７３〜１９３８年）教授（以下は敬称略）である。

秦佐八郎がパウル・エールリヒ（１８５４〜１９１５年）とともに、ドイツで梅毒の治療薬サルバルサンを発見した業績はあまりに有名であって、その功績で広く世界に知られるが、帰国後、彼が、我が国の国産のサルバルサンの開発に参加し、さらに臨床医としてもサルバルサンの有効な治療方法の確立とその知識の普及のために働いた業績も大きい。さらに彼は、先天性梅毒の対策やその予防のための具体的な提言、対策にも力を注いでいる。

梅毒という病いには、古くからさまざまな記述が残っている。フランスの思想家ボルテール（1694〜1778年）の『カンディード』（1759年）の中に、主人公のカンディードが恩師の哲学者パングロスに再会するシーンがある。久しぶりに目にした旧師の容貌は、見る影もなく梅毒に侵されていた。「からだじゅう吹出物だらけで、目には生気がなく、鼻先は崩れ、口はひん曲り、歯は真黒で、声はしゃがれ、ひどい咳に苦しんで、気張るたびに歯を一本ずつ吐き出さんばかり」（吉村正一郎訳）。そして、「余命いくばくもない」と語るのだった。

1495年頃に突然ヨーロッパに現れた当初の梅毒は、急性の激烈な感染症として流行し、しばしば生命を奪ったが、その後50年以内に、現在のように進行の遅い型に変化した。1548年に書かれたイタリア人医師フラカストーロの記述によると梅毒はヨーロッパ入国後、半世紀の間に急性から慢性の疾患に変化し、症状は緩慢になった。現在の梅毒は感染すると陰部に潰瘍ができ、その後に発疹や皮膚の結節ができる慢性の感染症である。

梅毒は、スピロヘータ科のトレポネーマ（Treponema-pallidum）を原因菌とする性感染症であるが、この病気に罹ると膿疱（のうとう）を伴う発疹が全身に現れ、鼠径（そけい）部のリンパ節腫大（せつしゅだい）が生じる。腫大したリンパ節や腫痘は膿汁（のうじゅう）をもつ潰瘍となるが、やがて、皮膚をえぐって、鼻や咽頭、口の組織に欠損が現れるのだった。そして、骨に腫瘤（しゅりゅう）ができ、神経も冒されて恐ろしい痛みを伴う。このようにして、死をもたらす梅毒は、当時、まさに地獄の責め苦であったのだ。

15世紀から16世紀初頭、梅毒に侵された患者は頭から足まで酷い皮膚のかさぶたが現れ、周囲の者からは遠ざけられ、一人孤独のうちにただ死を待つのみだった。この病いから逃れるためには、ただ「患者を見たら一目散に逃げること」だった。

梅毒はこうしてヨーロッパに侵入後、大変な速度で拡大し、１４９８年にはバスコ・ダ・ガマの一行によってインドへももたらされ、１５０５年、中国の広東にまで広がっている。そして、１５１２年には京都に達し日本にも土着して、以降長く人々を苦しめることになった。日本においては「広東瘡（かんとんそう）」とも「南蛮病」とも呼ばれ、後年には花柳界から感染することから「花柳病」とも呼ばれたのは、周知の通りである。

この病いの病原体が発見され、効果的な治療が出回るには、20世紀の初頭までの長い時を待たねばならず、その間、手を変え、品を変えて、怪しげな治療法が世の中に生み出されていったが、そのほとんどが効果を見込めず、激甚な副作用のあるものもあった。皮膚のかさぶた、湿疹には古くから水銀軟膏が使われていたことから、当時の床屋医者や湯屋医者（大学を出た正当な医者は、この疾患の治療を拒んだ。治らない病気に手を出すと評判が落ちるためである）は、梅毒にももっぱらこの治療を施した。患者はまず、全身に水銀軟膏を擂り込まれ、毛布にくるまれて、暖炉の前か発汗室に入れられる。このような燻蒸（くんじょう）式の水銀療法によって、患者の体内から病毒を出させようとするという、非常な苦痛を伴う荒治療であった。

患者は塗り込められた水銀によって水銀中毒を起こし、「生きることは喜びかな」と謳ったルネッサンスの詩人、ウルリッヒ・フォン・フッテン（1488～1523年、自身も梅毒治療を受けた）ですら、「こんな残酷な目に合うと、たいていの者は、こんなやりかたで治るよりは死んでしまった方がいいと思うのである」と書いている。

その他には、グアヤック（ユソウボク）というカリブ原産の植物の樹脂をヤスリで削って、その粉末をお茶にして飲むという治療法が、16世紀の前半にはヨーロッパで広く知られるようになっていたが、その効果はとうてい期待できるものではなかった。

やがて1870年頃になると、ドイツでは繊維を染める繊維工業が発達し、大量のアニリン物質が市場に流出してきた。すでに17世紀には顕微鏡が発明されており、ヨードチンキや酢酸、硫酸、硝酸銀などによる組織染色が行われるようになっていたが、以後、いろいろな化学染料が用いられるようになった。

この頃、前出のパウル・エールリヒは、組織学と化学の両方に関心を持ち、化学物質である染料によって組織への浸透や親和性が異なることを見出し、生きた組織の染色（生体染色）にも成功する。さらに血液中の細胞を染色し、白血球の中で顆粒を持つ血球を区別した。1890年、エールリヒはロベルト・コッホとの共同研究をすすめ、同じ頃、ドイツにいた志賀潔と共同でトリパノソーマに作用する色素を発見している。

そして、このエールリヒの下に新たな日本人研究者がやってきた。その日本人こそが、秦佐八郎である。

佐八郎は、山陰の寒村、島根県都茂村の造り酒屋の八男として生をうけている。正義感の強い活発な子どもであったようだが、学問に対する熱意は大変に強く、学業では、とうてい他の子どもの追随を許さなかった。15歳で、遠縁に当たる同村の医家秦家の養子となり、さらに勉学に励み、医学の道を志す。そして、中国山脈を徒歩で越えて、岡山第三高等中学校医学部（現岡山大学医学部）に進学、教授陣から「恐るべき生徒」と呼ばれる学業能力を発揮する。彼の試験答案に、出題した教授さえまだ読んでいなかった海外の学術論文が引用されていたことは、伝説となった。

一方、日々の勉学への努力、そんな精進もさることながら、養家への気遣いもあったのであろう、食費、生活費の倹約を重ね、彼の小遣い帳を見た人間は、彼の健康を心配したという。佐八郎は、毎月の小遣い帳を郷里の養父母に送っていた。この律儀さ、真面目さ、几帳面さ、さらに不撓不屈（ふぎょうふくつ）の精神は、やがて、岡山から東京、ドイツ留学で彼の仕事を開花させていく。

岡山の恩師の推薦をもらって、東京へ出た佐八郎は、伝染病研究所で北里柴三郎の弟子となる。この伝研では、同期に野口英世がいた。若き日のふたりは箱根の温泉で夜を徹して酒を酌み交わし、友好を深めたという。志賀潔も伝研に身をおき、さらにドイツへ留学、赤痢菌を発見している。最先端の研究所に身を置きながら、佐八郎はこの時期8年にわたって、ペストの研究と臨床治療に当たったっている。１８９９年1月、神戸市でわが国初のペストが発生。1901年には和歌山県湯浅町でペストが流行する。佐八郎はここに長期に滞在し、治療現場の陣頭指揮をとった。臨床医としての佐八郎の力量が発揮された。

このペスト対策を為し終えた後、北里の支援で、佐八郎はベルリンのロベルト・コッホ研究所のワッセルマン（エールリヒの弟子で、梅毒のワッセルマン反応を開発した）のもとへ留学、同研究所を経て、フランクフルトのエールリヒ博士のもとへ移る。

秦佐八郎の伝研時代のペストの患者の治療と研究は、危険と隣り合わせの過酷な仕事ではあったが、それをやり遂げた実績こそが、エールリヒを決断させ、秦にサルバルサンの研究テーマが与えられる機会をつくった。

佐八郎は、ベルリンの学会会場で、初めて会ったエールリヒにペストの研究の感染の危険性を問われた際、「捕まえられて牢屋に入れられている罪人にやられるようでは看守失格かと」と考えていると答えたという。エールリヒ教授は、そんな彼を信頼して、スピロヘータを病原体とする梅毒の化学療法の研究を任せたのだった。そして、佐八郎は、サルバサンの研究を見事に成功させる。

そんな彼の帰国後の仕事の一つが、先天性梅毒の対策である。佐八郎は、「先天性梅毒の惨害を一般公衆に強く認識せしむ事」を大事とし、それとともに「既婚婦人及び婚約婦人全部に亘ってワ氏（ワッセルマン）反応を実施すること」を提言して、その結果、もしも陽性となった場合には早期の治療開始によって、「初生児の大多数に於いてワ氏反応を陰性に転化せしめ」得ることなどを具体的に示し、対策を求めている。

サルバルサンの研究、開発だけでなく（これだけでも、綿密な実験、解析をくり返し、動物での莫大な詳細データを検証し、患者での臨床応用に至るまでの長きにわたる道のりを経ているのだが）、サルバルサンの有効性安全性を確保するための治療方法の臨床研究に専心し、その成果を夥しい数の講演で医療現場に普及させた。この姿勢は、研究者としてのみならず、いかに患者に安全に薬を投与していくかに心を砕く、臨床医魂そのものであろう。

さらに、先天性梅毒への対策を広く世に提言し、梅毒から母子の健康を守ろうと活動する姿には、医師であることを超えて、一人の人間として、命と健康を守ろうとする深い愛情をもった彼の人間性を認めずにはいられない。

明治の時代に日本を飛び立ち、まさに最新の研究者の揃ったドイツの研究所で仕事を成し、再び戻って、わが国の予防医学、公衆衛生のために専心働いた秦佐八郎の人生を思うと、もっと働かなければならない、精進が足りないと、反省をせずにはいられない。感染症の教育法の開発と実践を目指して努力していきたい。

7. 手洗いの必要性

センメルワイスの塩素水

ドイツに留学していたとき、仲良くなった同僚の研究者たちは、たいていが子育て真最中だった。留学先のマールブルクの町は、人口7万人の6割近くが学生や学校関係者という大学町で、旧市街の古い街並みはまさにお伽話の世界を彷彿とさせる雰囲気が残っていた。その石畳の上を友人のアンドレアは、バギーに子どもを乗せてやってきた。

ゴツゴツした石畳の上をバギーはガタガタと振動しながら、ときどき派手な上下運動をして進む。身長が180センチは有にある大柄なアンドレアは、力任せにバギーを押し、バギーの取手(とって)には大きな仕事バッグがぶら下がって専門書がはみ出していた。1歳過ぎだったろうか、アンドレアの息子はひどく揺れるバギーの中でもぐっすり眠っていて、しっかりした乳歯に立派な顎（あご）、骨格も逞（たくま）しい赤ちゃんで、抱き上げるとずっしり重かった。彼女とキンダーガーデンへ、一緒にお迎えにもいったこともある。そのドイツ版幼稚園+保育園には、絵本がたくさんあって、私はよく手にとって眺めたものだった。そして、その絵本の中には、子ども向けのいろいろな感染症やワクチンを説明したものもあった。病気の絵本か、なるほど、こうやって小さいときから子どもたちに感染症を教えれば、それは予防教育につながるのかもしれない。児童書は、きっと子どもへの感染症教育に有効なツールになる、そう思ったのが、私の絵本創作の一歩となった。

帰国後、文科省の方や小児科の医師、また、幼児教育、小学校教育を専門とする先生方と調べてみると、日本では感染症の分野での児童書はあまり多くはないことがわかった。また、小学校の教科書でも〝うつる病気〟はほとんど取り上げられていない。

私が厚労省の研究所から、大学の教育学部に移ったのを機会に、「先生、小学校低学年向きの感染症の教材をつくってみてくださいよ」というそんな声に促されて、２０１２年３月『うつる病気のひみつがわかる絵本』を出した。

しかし、絵本の製作は本当に大変で、短い言葉に集約して印象的にメッセージを伝えなければならないし、医学や科学を正確に子どもにもわかりやすく伝える形を創作することには試行錯誤のくり返しであった。巻末には、教職員や保護者の方、つまり絵本を読み聞かせしてくださる大人の方々へのページも作った。ここでは、詳しい病気の説明や国の定めるワクチンの接種方法、看護の場合の注意事項なども載せ、コピーフリーとした。もし、学校や保育所などでその病気が発生した場合、緊急に保護者へ配布できるようにしておきたかったのである。

ノロウイルスでは、吐瀉（としゃ）物の処理の仕方も図入りで掲載し、水痘帯状疱疹（すいとうたいじょうほうしん）ウイルスでは、米国の帯状疱疹のワクチンでの予防効果の調査結果を示して、祖父母の世代に向けて解説した。制作には、丸1年を要したが、私の新しい感染症教育への試みとなった。

この絵本の予防のページには、手洗いの方法が取り上げられている。手洗いは、感染症予防教育の基本であるし、「小さい頃からきちんとした手洗いの方法を身につけさせれば、生涯を通じて習慣化しやすいですよ」という、現場の先生方の助言を受けたものであった。こうして、かわいい絵入りの手洗いのページを創りながら、ふと、ブダペストに残るセンメルワイスの生家へ行ったことを思い出した。

高台にあるブダペストの王宮から長い坂を下り、もうすぐに滔々(とうとう)と流れるドナウに辿りつく、そんな所にイグナーツ・センメルワイス（１８１８〜１８６５年）の生まれ育った家が残されている。医学史博物館として一般公開されていて、私が出向いたその日も数名の見学者が訪れていた。

センメルワイスといえば、産褥(さんじょく)熱の原因を解明し、さらに塩素水を使った手洗いの徹底による予防を啓発して、嬰児(えいじ)を残して死んでいく若い母親たちを減らすために懸命に働いた医師として、私は記憶していた。

産褥熱は、分娩のときにできる産道の傷から細菌感染が起こる感染症で、産後の母親が急に高熱を出し、腹膜炎や髄膜炎、全身の皮膚炎等を併発して、重篤化する病気である。当時、その死亡率は平均13％、最悪の場合30％にも上ったという。

センメルワイスが１８４６年、ウィーン総合病院の第一産科学教室の助手となり、産科医として働きだしたときにも、この産褥熱が病棟で猛威を奮っていた。ウィーン総合病院での年間分娩数は約３５００、妊婦は来院した曜日によって、第一病棟と第二病棟とに振り分けられて分娩していた。常日頃から、産褥熱について書物等を読みあさって勉強していたセンメルワイスは、ある日、病院の産褥熱の死亡統計を処理していて、不思議な事に気がついた。第一病棟と第二病棟との間に産褥熱の犠牲者の発生数に明らかな違いがあったのだ。

第一病棟では、年間600人から800人もの妊婦が死亡しており、その死亡率は13%からときに50%にも上るのに対し、第二病棟では60人程度となっているのだ。隣り合わせに建ち、設備、構造上にもほとんど差が認められない両病棟で、どうしてこれほどまでに犠牲者数に差が生じるのか。

センメルワイスは、さらに詳しく疫学のデータを検証していく。すると、産褥熱は自宅分娩ではその発生が少なく、病院での分娩で主として生じていることがわかった。また、病棟での産褥熱の発生データを詳細に見ていくと、診察をうけたベッドの列ごとに産褥熱の発生に差があることにも気がついたのだ。

そして、過去の発生データに目を向けると、第一病棟は医師と医学生が分娩を取り扱い、第二病棟は助産師が受け持っていたが、1822年以降、特に第一病棟での産褥熱の発生数が急増していた。この年は、ちょうど各診療科での死亡患者の病理解剖を医学生が取り行う教育システムが導入された時期に一致する。当時は、まだ、細菌やウイルス等が感染症を起こすという発見はされておらず、病原微生物の概念がない時代である。

センメルワイスは、医学生の病理解剖と産褥熱発生との因果関係を彼の中ではっきりできないままに、同僚の法医学教授ヤコブ・コレチュカ（1804〜1847年）の死を経験することになった。コレチュカは、産褥熱の患者の病理解剖をしていた学生のメスによって、その手に傷を負い、その直後に高熱を出して亡くなったのであった。そして、コレチュカの解剖所見を見たセンメルワイスは、大きな衝撃をうける。その記載には、リンパ節、肋膜（ろくまく）、腹膜、髄膜等の化膿と炎症とあり、それはまさに産褥熱の女性の所見とまったく同じだったのである。

センメルワイスは、産褥熱は、「化膿性の物質（死体毒素）」が入ることによって起こり、それは、医者や医学生が解剖後の死体の臭いのする手で妊婦の分娩を行い、触れることで産褥熱を伝播させると考え、消臭効果のある塩素水での手洗いを医師や医学生に義務付けたのだった。当時、解剖はすべて素手で行われており、解剖を終えた医師や医学生は手を洗わないままに、分娩を介助していたのだった。

この効果は絶大なもので、第一病棟の産褥熱発生率は激減し、第二病棟の発生率との差はなくなった。洗面器に脱臭作用のある塩素水を入れ、彼は、第一病棟の前で監視をしながら、医師に手洗いを徹底させたという。病原微生物の概念はなかったが、死体臭を消し去り、化膿性の物質、死体毒素を取り除くことで、産褥熱を予防できると彼は考えたのである。

この彼の発見は、その功績から学内に支持者を集めるものの、当時のウィーン総合病院の産科主任教授は、センメルワイスを助手の期間が切れたのを期に病院から追い出してしまう。さらに、センメルワイスがハンガリー人であったためにドイツ語をあまり得意とせず、これらの仕事を論文として発表しなかったことが、より彼と彼の仕事を埋没させることになってしまった。彼はひとりウィーンを去り、故郷のブダペストに戻っていく。

その後、センメルワイスはペスト大学にポストを得て教授となり、ようやくこの頃から講演や論文発表にも勤しみ、1860年には『産褥熱の原因、概念および予防』という著書を出して、手や医療器具の洗浄を積極的に啓発しはじめる。

しかし、当時の医師がこれを受け入れることは、ほとんどなかったという。なぜなら、これまで多くの妊婦が死亡してきた産褥熱の原因が、自分たち「医師の手」にあったと認めることはなかなかできなかった、ということもある。それは、医師には残酷な結論だったのだ。

センメルワイスは、彼の理論を受け入れない医師や研究者を敵視するようになり、やがて、医学の世界から孤立していく。そして、彼は教授職を失い、医師としての職もうばわれ、彼と彼の仕事は、医学界に受け入れられることなく、再び埋もれてしまった。

しかし、この後に、消毒や無菌法の祖と称えられるジョセフ・リスター（1827～1912年）も、手術による化膿を微生物によるものとして石炭酸（フェノール）での消毒を試みている。だが、そもそも石炭酸は街のゴミや汚水の消臭剤として使われていたもので、コールタールを処理して得られる石炭酸の消臭効果を、リスターは腐敗作用をもつ微生物を殺す効果を持つと考えたのだった。その点では、リスターの消毒法はセンメルワイスのそれと本質的には同質のものである。

1847年当時、センメルワイスは、「医学生が病理解剖のあとに分娩室に入る前には、ブラシで手をよく擦り、死体臭がなくなるまで塩素水でよく洗う」という決まりをつくっていた。抗生物質が開発される約百年前、このルールがもっと広く認知されていたなら、どれだけ多くの妊婦の命を救ったことだろう。

センメルワイスは、その鋭い洞察力で消毒法を見出し、強い正義感とでその普及をはかろうとしたが、報われないままに亡くなった。1862年頃（44歳頃）から、躁うつ症状が出始め、やがて認知症となった。かつての支援者が精神病院に入院させたが、そこが最後の棲みかとなる。享年47歳であった。また、その死因が敗血症であったという事実に、私は胸を突かれる思いがする。

ブダペストの彼の生家をまた訪れてみようと思いながら、記念館の前に立つセンメルワイスの大理石像に子どもを抱いた母親が寄り添うようにしながら、彼を見上げていた姿のあったことが甦った。彼の晩年は非常に過酷なものであったが、センメルワイスという医師に助けられた命が、ウィーンにもこのブダペストにも多くいたことをこの母親の一途な瞳が語っているように思えた。

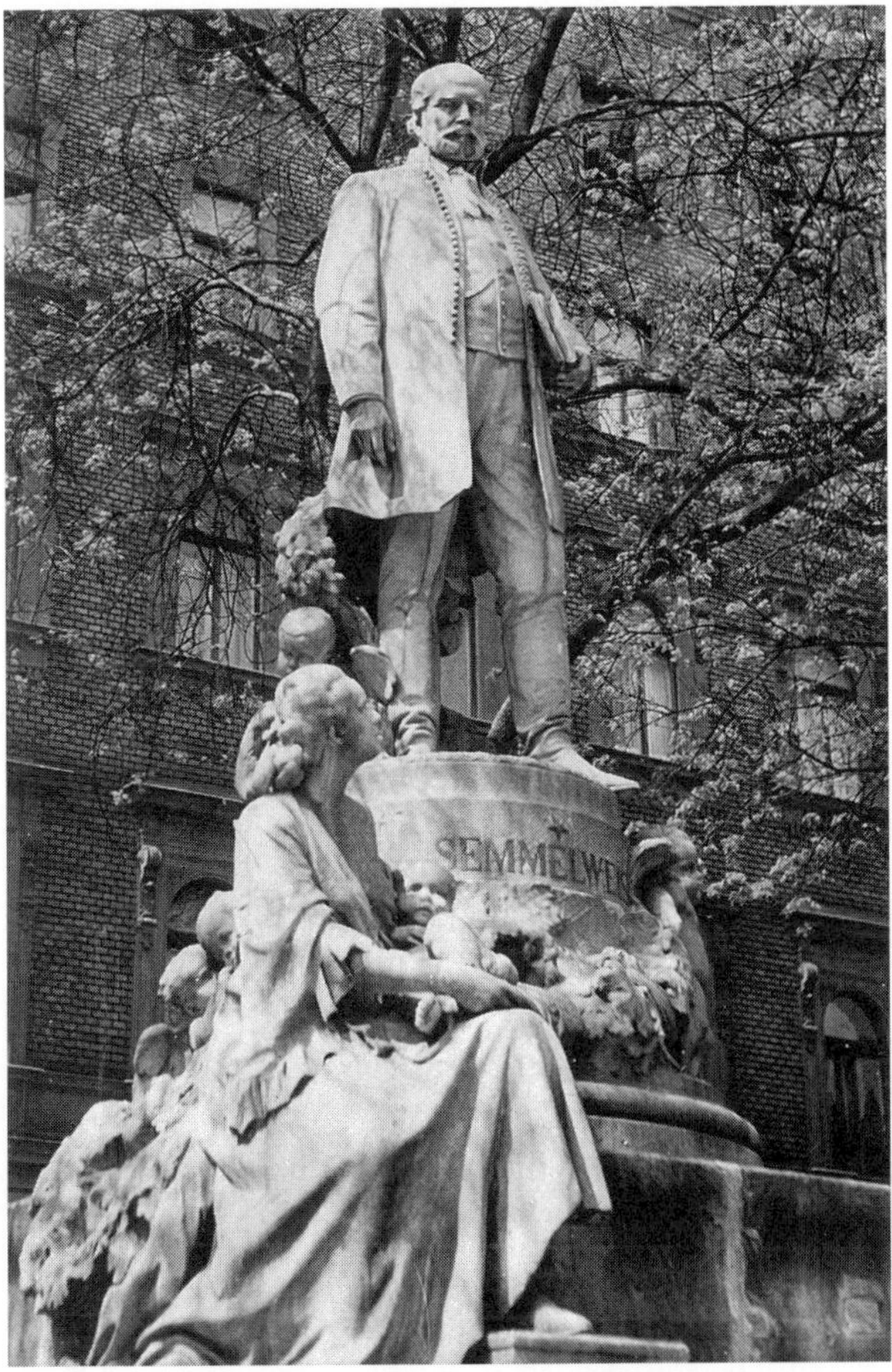

センメルワイスの大理石像 ©Wellcome Library, London

8. 八甲田山雪中行軍の教訓

昭和46年、新田次郎氏によって『八甲田山死の彷徨』という記録文学が世に出された。本書は、日露戦争を目前とした1902年、日本陸軍第8師団歩兵5連隊と同師団31連隊の両連隊によって強行された八甲田山踏破の雪中行軍を丁寧な取材と調査の基に描いた作品である。

この雪中訓練で、歩兵5連隊は訓練参加者210名中199名（うち6名は救出後死亡）もの犠牲者を出し、日本の冬季軍訓練における最も多い死傷者となった。一方、同時期に31連隊は、224キロの行程を11泊12日で行軍、1人の犠牲者も出さずに八甲田踏破を成功させた。

この明暗を分けた結末を導いたものは何だったのか？　新田氏は、中立の立場で冷静にそれらを解析していく。

氏は、明治という時代背景や当時の日本陸軍の置かれた状況から、軍という組織、指揮命令系統のあるべき姿を見つめる。そして、軍の中での将校、下士卒、兵卒といった厳格な序列や華族、士族、平民という階級社会を背景としながら、個々の人間像を通して、暴風雪の八甲田山中の中で織り成された２４８名（5連隊２１０名、31連隊37名、同行地元新聞記者1名）の人生を描き出した。

新田氏は、気象庁の技官でもあった気象学者であることはよく知られている。富士山頂の気象台建設に関わった彼の手腕は、ＮＨＫのドキュメンタリー番組でも紹介されて反響を生んだ。この雪中行軍の行われたちょうどそのとき、折しも運悪く日本列島に類例を見ない強烈な寒冷現象が襲い、両連隊は凄まじい暴風雪に見舞われる。日本での最低気温の記録となった旭川で零下41℃という異常なまでの寒冷気象を新田氏は科学的に正確に記述した。

さらに、自らも富士山頂での越冬経験を持つ登山家でもあることが、冬山登山と地吹雪の中の行軍、遭難の模様を正確さをもって克明に書き得て、読者に臨場感を十分に与えている。寒さとは何か、雪とは何か、冬山の遭難における極限の人間の状態と精神がどんなものか、それが迫真の文章で表現されていく。

「1月26日の朝が明けた。雪が激しく降っていた。その地で死んだ兵士たちはことごとく雪に覆われていた」。「生き残りの30名は全身氷に覆われていた。人間の形をした氷の化け物が深雪の中を泳いでいるようであった」。「一人が倒れると将棋の駒のようにつぎつぎと倒れていくのがこの遭難の特色の一つであった」。「彼等は歩きながら眠っていて、突然枯れ木のように雪の中に倒れた。二度と起き上がれなかった。落伍者ではなく、疲労凍死であった」。

青森歩兵第5連隊の大惨事は、日露開戦の可能性を目前に控えた陸軍省が反軍思想に繋がることを怖れ、国民の不信感情を煽ることを回避するとした思想のもとに、なぜこの遭難が起こってしまったのか?という本質的な問題を置き去りした。そして、真摯に原因に向き合わないままに、日露戦争に突入していく。遭難美談集等が軍によって作られ、また「陸奥の吹雪」という軍歌が八甲田の行軍の悲劇を後世に歌い継ぐことに力をかしたが、その根本的な原因究明には遠く及ばなかった。

『八甲田山死の彷徨』が新田ファンの多くの読者に迎えられ、数十年の時を経てようやくにこの雪中行軍強行の真相が見え始め、両隊の成功と悲劇とに別れた原因が浮かび上がり、またその結果が、後世への教訓として議論されるに至った。

そして、ドラマにもなり映画にもなって身近な媒体で作品を観る機会を得て、さらに多くの国民がこの悲壮な事実に行き当たり、明治という時代の社会や軍隊の中での人々の生き様を、現代の自分たちの生活と引き合わせて考えることに繋がったのかもしれない。

本書を読み通すと、八甲田山行軍に関わった人々は総じて暗く、悲壮な人生を送っていることに胸が痛む。八甲田で凍死した兵士はもちろんのこと、生き残った人々もそのほとんどが凍傷による手足切断などを余儀なくされ、軽症であった人も成功をおさめた31連隊の多くも、2年後の日露戦争に出征し、戦死、重症を負った。

31連隊を最難関の八甲田山系に命がけの道案内をした地元の人間たちもまた、凍傷の後遺症に生涯不自由な生活となり、軍の機密に触れぬように貝のように口を閉ざして、長い年月を過ごした。

2010年の秋、思い立って、私は彼らが歩いた八甲田の地を訪れた。彼らの足跡をどこかに見出せないか、そんな思いがあった。

5連隊の出発の地である田茂木野には、赤い林檎がたわわに美しく、立派な観光農園ができ、雪中行軍隊の通った旧道もなくなって、それにほぼ沿って自動車道が整備されていた。10月の初めであったが、色とりどりの降るような紅葉の樹木に囲まれて、私はその美しさに思わず息を飲んだ。ここの紅葉は、自然の力そのままにある。

「来月になるともう、八甲田山への道は冬季閉鎖で入れなくなりますから、今が一番いい季節です」とリンゴ園の女性が話し「冬の寒さは地元の人以外には分からないでしょうね。まあ、今は、住宅も良くなって暖房も整備されて、車もあるから、本当に楽にはなりましたが、昔の生活はずいぶん大変だったろうと思います」と続けた。

ここ田茂木野の村民が「山の神の日は、山へ入ってはいけねえ、山の神が怒って、必ず罰を当てる」という1月半ば過ぎの酷寒の日、5連隊は八甲田に入ったのだ。

村民が懸命に止めるのも聞かず、せめて案内人を立てるように進言した村長の言葉を一蹴にしたのは、大隊本部ではあるが随行で参加したに過ぎない大隊長山田少佐（実名山口）であった。本来、彼には指揮権はなく、部隊は中隊長の指揮下にあった。

別途、上下巻を以ってまとめられた小笠原狐酒著『吹雪の惨劇』では、大隊本部の見習士官らが案内人を帰したとされるが、どちらにせよ、全指揮権の与えられていた中隊長神田大尉（神成文吉）への重大な指揮権の干渉であった。神田大尉は、ここ田茂木野で案内人を立てることの必要性を認識していたのだ。

1月から2月の八甲田は、雪が胸まで埋まるほどあって歩くこともできない。酒も凍るような寒さの中を強風による地吹雪が吹き上がる。雪の原野は目印もなく、方向の見当もまるでつかない、まさに「白い地獄」。賽の河原という恐ろしげな名のついた八甲田の原野の雪地獄を無理に行こうとすれば、死ぬより他にない。4年前に8人、13年前には12人が山の神の日に入って死んだ。

「死ぬのが分かっていて行くものは、ばか者だ」と地元の人々が言ってとめる場所に、案内人もなしで踏み込むことは避けるべきだと神田大尉は認識していた。

「磁石と地図があれば案内人はいらないのだ」と山田大隊長は誇らしげに言うが、強烈な寒さはコンパスの針を狂わせて、酷寒には使い物にならない。31連隊が、あらかじめ各ポイントで案内人を探させ、教導員を必ず同行させた周到さとは対極にあった。

まず、ここで指揮権への干渉はもちろんながら、全指揮権を持ちながら、大隊長の意図に従って案内人を立てることのできなかった神田大尉への疑問が浮かび上がる。雪地獄を案内人なしで行くことのリスクを思えば、本来ならばここで住民を雇うことを譲ってはならなかった。しかし、士官学校出ではなく、また平民の出身でもあることが、神田大尉に発言を飲み込ませてしまう。

これを契機に指揮権は、計画立案者の神田大尉から随行本部の山田少佐の下に移行し、軍の統率に混乱を生じさせ、さらに誤った判断のもとに兵を死地に誘い込むことになる。そして、遭難が明らかとなってからは、大隊長が死ぬことは軍の全滅を意味するとの考えから、多くの兵卒が身動きのできない山田少佐を助けて運んでは代わりに力尽きて倒れ、彼を守るために風雪の盾となって次々に凍死していくことになる。生存率には、明らかに階級による差が認められた。

そうやって生還した大隊長は、「今回の遭難の最大の原因は自分が山と雪に対して知識がなかったからである。第二の原因は自分が神田大尉に任せて置いた指揮権を奪ってしまったことである。総ての原因はこの二つに含まれ、そしてその全責任は自分にある」と上司に報告して、収容先の病院で自決するのだった。

この「山と雪に対して知識がなかった」ことは、5連隊の雪中行軍に対する危機管理、リスク評価の甘さに直結している。胸までの雪の中を210名の大所帯分の食料、燃料等を積んだ14台の橇を引いての行軍は不可能で、計画案そのものにも問題があった。31連隊は装備をできるだけ軽くし、少数精鋭の志願者のみで計画し実践している。

冷静沈着であり、平民出ながら極めて優秀として昇進を重ねた5連隊神田大尉にして、この無謀な計画を立案させたのは、準備期間が短く、行軍命令の出る前日に急遽行った予行演習の天候が良く、まるで冬の遠足のように難なく乗り切れたことからの油断もあった。

さらに命令が出てから4日後の実施となった結果、参加者の多くが装備不足、準備不足となり、また比較的雪の少ない岩手県出身者が多くをしめた結果、雪や寒さへの防御に対する知識の不足と甘さも悪影響を及ぼした。

31連隊が、3年がかりで実行してきた雪中行軍の最終決算として八甲田踏破を計画し、あらゆる情報と知識を投入して準備し、1か月前に行軍命令を出して参加者に通知したのとは比較にもならない。31連隊を指揮した徳島大尉（福島泰蔵）は、水も漏らさぬような細かな計画を立て、冷徹なまでの厳しさで実践し、それを部下にも課した。

徳島大尉が参加者を連隊内で募集するに当たり、雪山に精通し、身長5尺3寸（約1・6メートル）以上とし、さらに下士官、見習い士官に主力を置くとして「自ら望んで入隊した者ならば、いざというとき（遭難などの重大な事態に陥った場合という意）、国民に申し訳が立つ」と言い切ったところに、彼の厳冬八甲田に対するリスク評価と危機管理の厳しさが現れる。

そして「雪地獄の中で1人の落伍者が出ればこれを救うために10人の落伍者が出、10人の落伍者を救うために小隊は全滅する」という徳島大尉の雪地獄への認識が、部下を救い行軍を成功させる。

厳冬の八甲田山の行軍が行われた背景には、日本陸軍が冬季訓練を重要課題とし、寒地装備、寒地教育の準備不足を補うことを必要として、それを急いでいたことにある。

1894年の日清戦争では冬季寒冷地での戦闘に苦戦を強いられ、さらに日露開戦の時期は早いか遅いかの問題とされている状況であった。

シベリアの寒さをいとわぬ装備を持ち、零下数十度でも進軍を可能とする露西亜軍と対峙するのだ。それに劣らぬ寒地装備を整え、寒地訓練を日本陸軍も兵士に施さねばならなかった。まずはそのための寒冷地での研究、データの集積をせねばならず、厳寒積雪の八甲田踏破の可能性を試す意向が師団上層部に生じていた。

「日露戦争を前にして軍首脳部が考え出した、寒冷地における人間実験がこの悲惨事を生み出した最大の原因」であったと、新田氏は書いている。

映画では、神田大尉役の北大路欣也氏が「天はわれ等を見放した。こうなったらゆうべの露営地へ引き返して先に死んだ連中と枕を並べて全員死のうではないか」と絶望の中で叫ぶ印象的なシーンがある。

しかし、この上官の言葉で、なんとかこれまで持ちこたえた兵士の気力が急速に衰え、箍(たが)が外れたようにバタバタと隊士が倒れこんで行くことになった。命令に忠実に従うことを絶対的規律とされた軍隊で、上官を信じて懸命についてきた兵士にとって、それは止めの一言となったことは想像に難くない。

『八甲田山死の彷徨』の新潮文庫版には、各連隊の八甲田の行路と5連隊の犠牲者の発見場所が地図となって示されている。

神田大尉が悲痛な絶叫をしたのはどこであったか。彼が辿った道はこの辺りであったろうかと、鮮やかな紅葉の取り巻くような道に車を走らせた。小峠から大峠、賽の河原から中の森、氷山とも呼ばれる神田大尉が目印とした馬立場へ、そして、鳴沢を経て、第一日の目的であった田代へ向かった。

まだ、十月というのにススキが綿毛を膨らませて、田代への原野を一面に埋めて風に波打っている。晩秋の物悲しさに身をすくわれるようなせつなさが迫ってきた。

徳島隊の成功に比較されれば、神田隊は多くの教訓を残す結果となったであろう。これだけの人命を失った惨劇の原因を、きちんと見据えなければならないことも確かである。

窮地に追い込まれた隊員たちは、必死で生還への望みをかけて、今、目の前にあるこの原野を彷徨したのだ。

最後には救援隊が来たとの幻を見て、「オガサン」「カカサマ」と母を呼び叫んだという兵士たちの歩いた道は、きっと雪に覆われたこの場所であったろう。神田大尉も、210名の5連隊の兵士の命を一身に背負っているという精神のまま、白い地獄を懸命に活路を見出そうとしたに違いない。指揮権を剥奪され、軍というがんじがらめの上下関係の中で葛藤しながら、八甲田の大自然に果敢に挑もうとする彼に、いつしか私は思いをはせていた。最後の局面で、絶望に直立する彼の脳裏には、きっと雪中行軍の敗因が一つ一つ浮かんできたに違いない。

八甲田山がだんだんに暮れていく陽に、その美しい稜線を照らし出されていく。急速に気温が落ちて、寒さが身に沁みてきた。もう帰らねば、そう思った私の目の前を氷の鎧に身を固めた兵士たちが無言のままで行進してよぎって行った。

私は、氷に覆われた兵士たちの姿を明らかに見たような気持ちがしたのだ。

9. アガサ・クリスティの描く先天性風疹症候群

ミステリーの女王、アガサ・クリスティの推理小説に『鏡は横にひび割れて』という作品がある。『クリスタル殺人事件』というタイトルで映画化もされ、作品の主要な人物として、エリザベス・テーラーが華やかさと美しさを兼ねそなえて登場している。この映画の日本での公開は、１９８１年であった。

ロンドンから列車で1時間ほどのセント・メアリ・ミード村、そこにはアガサが生み出した名探偵ミス・マーブルが住んでいる。この村に、アメリカの名女優と映画監督の夫が引っ越してきた。この女優こそがエリザベス・テーラーが扮するマリーナ・グレッグで、彼女は何かの理由で精神的に不安定になってはいるが、夫が深い愛情をもって理解して包み込んでいる。二人は村の教会関係者や有力者などの大勢の人々を招いて、新しい自宅で引越し祝いのパーティーを催したのだった。

有名女優に一目会いたい。そう期待して集った人々に、マリーナは愛想よくあいさつをして回る。そこに興奮ぎみの女性がマリーナに声をかけ、一方的に自分の思い出話をしゃべり出した。

「わたしをおぼえていてくださらないでしょうねぇ」。ミセス・バドコック（ヘザー・バドコック）はそう切り出した。「おぼえていてくださるはずありませんわね、何百人ものかたにお会いになるんですもの。それに、もう、何年も前のことですから」。彼女はマリーナの大ファンで、以前バミューダにいたとき、彼女の舞台に駆けつけ、サインをもらいキスをしたことがあったというのだ。

「うれしくてうれしくて。わくわくしていたのですもの。あの頃はわたしもまだ小娘でしたし。素顔のマリーナ・グレッグに逢えるのだと思いますとねぇ！　わたしは前からあなたの熱狂的なファンだったのですから」。

ヘザーはがむしゃらに、これだけはマリーナに聞かせたいという話を、さらに詳しく続ける。12、3年前、バミューダの野戦病院の基金集めのための大園遊会があったとき、そこにマリーナ・グレックが呼ばれてショーに来ることを知ると、自分は病気で寝ていたのを起き出して、どうにかその会場に駆け付け、マリーナに直接会ってサインをもらうことができたと、得意げにくり返した。

熱を出して寝込み、医師は行ってはいけないというのを無視して、「わたしはそんなこともぐらいでへこたれたりする人間じゃありませんわ。気分はそう悪くはなかったのですもの。ですから起き出して、厚化粧をして出かけたのですよ」と語ったのだ。

このヘザー・バドコックが当時感染していた疾患こそが、風疹だった。風疹は「多少の熱はあっても、大したことにはならない。その気になれば、外出して人に会うこともできる」し、発疹は白粉で隠せる。そして、ヘザー・バドコックは、やっとお腹に子どもを授かって妊娠初期であったマリーナ・グレッグに風疹ウイルスを伝播させたのだった。

ヘザーに悪意はなかったであろうが、マリーナとその子どもには「悲劇的な結果」が訪れる。「妊娠4か月以内に、この病気にかかった場合には、非常に恐ろしい悪影響をうけるおそれがあるということなの」とミス・マープルの言う通り、マリーナは風疹に感染し、彼女の子どもは先天性風疹症候群となって障害をもってしまったのだ。

マリーナは、ヘザー・バドコックの話に「一種の深い傷となって、強迫観念となって、心に食い入った悲劇」が脳裏をよぎり、この女が自分と自分の子どもに悲劇の元凶となった風疹をうつしたことを瞬時に悟る。

その直後、ヘザーの長話につき合っているマリーナの表情に変化が現れた。そして「大きく眼を見ひらいており、顔色も蒼ざめて」いる彼女の視線は、ヘザーの肩越しの一枚の絵画に注がれていた。

「幸福そうな幼児をさし上げている、ほほえんでいる幸福そうな母親を描いた絵」をマリーナは見つめる。自分と自分の子どもがそうありたかった一点の曇りもない幸せそうな微笑みをした母子の絵に、目の前のヘザーへの怒りと恨みが湧き上がる。

このときのマリーナの、「彼女は貧血でも起こしているのではないか」そう疑われるほどに固まったような表情を名探偵ミス・マープルの友人のバンドリー夫人は、「レディ・オブ・シャロット」の詩の数行を引用して、こう表現する。

鏡は横にひび割れぬ
「ああ、呪いがわが身に」と、
シャロット姫は叫べり。

パンドリー夫人は、呪いを間違えて「運命」という言葉で表現する。つまり、マリーナは「運命」が尽きてしまったという表情をしていたというのだ。そして、この後パーティー会場でヘザー・バドコックが毒殺されたのだった。

風疹という感染症は、風疹ウイルスの感染によって起こる。風疹ウイルスは、60〜70ナノメートルのＲＮＡウイルスで、ヒトにのみ感染する。18世紀からからドイツで最初に研究が進められたことやピンク色の発疹が出ることから、German measles（ドイツ麻疹）とも呼ばれる。クリスタル殺人事件でも、この疾患はルベラとジャーマンミーズルスと両方の呼び名が使われている。

かつては、風疹は小児の軽い病気と考えられていた。しかし、妊娠初期の妊婦が風疹に感染すると風疹ウイルスが胎児にも感染し、流産や死産、胎児に障害が起こる「先天性風疹症候群」となる可能性がある。先天性の障害としては、白内障などの眼の疾患や、難聴、心臓の奇形などがある。この先天性風疹症候群こそが、風疹ウイルスの引き起こす最大の問題であったのだ。

この先天性風疹症候群を発見したのは、ノーマン・マクァリスター・グレッグというシドニーのアレクサンドラ小児科病院の眼科医であった。

1941年、グレッグは、多くの数の先天性白内障の赤ちゃんを診ることになる。異常な数の先天性白内障の小児に驚いた彼は、医師としてその原因究明に乗り出す。彼は、その赤ん坊の母親から聞き取り調査をし、その病歴を詳しく調べ、証言に耳を傾ける。ある日、彼は待合室で二人の母親の会話を耳にする。それは「妊娠初期に風疹に罹った」という話だった。

1940年春から翌年の夏にかけて、オーストラリアでは風疹の大流行が起こっていた。妊娠初期に風疹に罹った妊婦もいるはずである。グレッグは、1941年前半に生まれた白内障患者78人の母親の病歴を調べ上げ、68人において、母親が妊娠直前、または妊娠初期に風疹に罹っていたことをつきとめたのだった。

この母親たちには、風疹以外の異常は認められず、すべて正常であった。先天性白内障の子らの母親の妊娠初期は、前年の風疹大流行の時期に重なっており、グレッグは、妊娠初期に妊婦が風疹に感染すると子どもに先天性の疾患を起こすことがある、という事実を明らかにしたのだった。

風疹は長い間、ほとんど重症化しない問題のない疾患とされてきたために、このグレッグの発見も当時の社会ではなかなか認められなかったという。しかし、風疹が子どもに白内障だけではなく、心疾患、難聴、言語障害、骨病変などの先天性の障害を与えることが、この後に明らかとなってくる。

それを報告したのは、小児に起こる急性脳症の一つである、ライ症候群の発見で有名な病理学者R・D・K・ライである。先天性風疹症候群の新生児たちは身体も小さく、先天性の心臓疾患などの重症な場合には、死亡率が高く、その不幸にして亡くなった多数の患者たちの解剖をライ医師が行っていたのだ。ライによって、風疹ウイルスが胎児におよぼす心臓の奇形などの詳細なデータが明らかにされた。

さらに先天性風疹症候群児では、そのほとんどで難聴となることも示された。左右ともに高度感音性難聴となって、補聴器をつけても聴力は回復しない。

ここで肝心なことは、風疹に妊婦が罹る＝（イコール）先天性風疹症候群となるということではない、という点である。先天性風疹症候群は必発ではない。肝心なのは妊娠のいつの時期に感染したかということである。

先天性風疹症候群は妊娠の初期であるほど高率で起こり、症状も重い。妊娠3カ月までの妊婦が感染すると、白内障、難聴、心疾患のうち2つ以上をもって生まれてくることがある。難聴は妊娠5か月までの感染と関係し、また、これだけが症状となることも多い。妊娠4か月までに風疹にかかった場合の先天性風疹症候群の子どもが生まれる確率は約20％と言われる。一方、妊娠6か月以降に風疹に感染しても先天性風疹症候群の発生はほとんど認められない。

また、風疹が流行した年には、人工妊娠中絶の数が増えることも報告されている。母親が風疹に感染したために先天性風疹症候群を心配して、人工中絶をしてしまう例も多く含まれる。

2013年、風疹の大きな流行を我が国では迎えてしまった。過去のワクチン政策の狭間となって、1979年4月2日から1987年10月1日生まれの人は、風疹ワクチンの未接種者が多くいる世代である。風疹の免疫のない女性には、妊娠する前に風疹ワクチンを自分と未来の自分の子どものためにも接種していただきたいと思う。また、男性を中心に風疹の流行が起こっている現状を踏まえ、妊娠している女性に風疹を感染させてしまう恐れもあることからも、男性にも風疹ワクチン接種をお願いしたい。

風疹ワクチンは生まれてくる子どもたちへのワクチンである。先天性風疹症候群をワクチン一本で予防することができ、それによって安心した妊娠期を送ることができる。

この原稿を書くにあたって、母親の妊娠初期の風疹の感染とその児の先天性白内障の関係を明らかとしたグレッグの報告を調べている最中に、ふとグレッグをいう名前が胸に響いた。

アガサが『鏡は横にひび割れて』のミステリーで、先天性風疹症候群の子どもをもって苦しむ女優につけた名前は、マリーナ・グレッグであった。

同ミステリーに書かれた風疹や先天性風疹症候群の記載は詳細で、医学的な内容も綿密に調べて描かれたことが推察できる。アガサは、グレッグの論文までを読み解いていたのではないか。マリーナ・グレッグという名前は、偶然の一致とは私には思えなかった。また、専門的な論文や報告までを勉強した上で小説を描きあげる、そんな彼女の創作への姿勢が世界中に読者を広げ、「史上最高のベストセラー作家」としてアガサ・クリスティが大成するに至る理由の一つであったようにも思う。

マリーナは、自分に風疹を感染させた女を許すことはできず、それは彼女を見守る夫にも伝わったことであろう。先天性の障害をもってしまった子どもに対して、マリーナは風疹に妊娠中に罹ってしまったのは自分の不注意であったと、自分の責任、所為であると、ずっと心の中で詫び続けいたのではなかったか。だからこそ、彼女は自分を追い詰めて精神的に不安定な状態に陥っていたのではないか。

であるからこそ、風疹を自分に感染させたへギーが目の前に現れて、その事実を語ったとき、この女を許すことはできなかった。子どもに過酷な障害を与えるに至る原因をつくった女を母親として、絶対に許すことはできない、そんな強烈な怒りが湧き上がり、それが制御できない殺意に直接的につながったのではないだろうか。

この『鏡は横にひび割れて』『クリスタル殺人事件』は、女性の読者や観衆により強い共感を得られる作品ではないかと私は思う。

2013年、ワクチン接種体制のあるはずの先進国の日本で風疹の大流行が起こり、すでに先天性風疹症候群の発生の報告も25名となっている（2013年11月20日現在）。流行となってしまってから、国の風疹ワクチンの啓発活動が、ようやく国民の目に届くように為されるようになったと感じている。そして、一方では風疹のワクチンの不足も指摘されている。予防ワクチンの政策とその姿勢の在り方に憤りをもって考えずにはいられない人々が、きっと大勢いるのではないかと思う。

アガサ・クリスティが生まれたのは、約120年前のイギリスあった。アガサが生きた時代（1890~1976年）には、風疹は時にヨーロッパでも大流行を起こして、先天性風疹症候群の患者を発生させていた。そのアガサのミステリーは、まるで風疹という疾患の危険性をも次世代に対して警告しているかのような、そんな作品である。

10. 不知火海沿岸、水俣で起こったメチル水銀中毒事件から半世紀を超えて

「石牟礼(いしむれ)道子さんという、すばらしい人がいるのですよ、これは、その石牟礼さんが『宝子』として大事にされている胎児性水俣病の患者さんが作ったものです。ですから、これをあなたに差し上げましょう」そう言って、藤原良雄氏（藤原書店社長）が、私に手渡してくれたのは、和紙で作られた匂い袋であった。手作りの押し花のしおりも添えられていた。

水俣病の実情を心に訴える文章で描き、多くの水俣の人々の人生と水銀汚染が起こしたさまざまな被害、それを増幅した社会というものを明確に世に示した『苦海浄土』の著者である石牟礼道子さんは、私の尊敬する人であった。

藤原書店は本当に意義のある書籍のみを出版し、その論を世に問い、さらに後世に残すという責務をまっとうしている出版社である。石牟礼さんがその著作の多くを藤原書店から出していると聞いたとき、それはすとんと私の心に落ちて、ある安堵感のような気持ちを伴って納得したのを覚えている。

水俣病は遅くとも1956年（昭和31年）には現れていた。

5歳11か月の女の子が、歩行障害、言語障害、そして狂躁状態等を主訴として、チッソ（昭和39年まで新日本窒素株式会社）水俣工場付属病院の小児科に運びこまれた。つづいて、2歳11か月の妹も歩行障害と手足の運動困難など姉と同じ症状で受診、入院となった。さらに姉妹の母親の証言から、隣家にも同様の症状の女の子がいることが判明。驚愕した同病院の医師らは、内科小児科を動員して、往診と調査を開始する。そして、さらなる患者を見つけ、8名を入院させたのだった。

細川一院長は、昭和31年5月1日に「原因不明の中枢神経疾患が多発している」ことを水俣保健所に報告。これが、水俣病の公式発見の日となっている。

水俣病は「奇病」「風土病」とも言われ、家族や近隣住民の発症が目立ったため、医師や保健所は当初には感染症を疑った。保健所による患者の家の消毒作業が行われ、また、重症の患者の激烈な症状とその姿は、周囲の村人に言い知れぬ恐怖を与え、患者とその家族は「うつる」と言われて、忌み嫌われて村八分となった。

この姉妹の父が「菌も出とらんじゃないですか」とあらがったが、幼い娘たちは伝染病病棟に入れられ、家族は見舞いの後には、白い消毒液を噴霧器でかけられる。買い物に行っても代金を箸か笊（ざる）で受け取られ、姉妹らの姉は、学校で「奇病がうつっで（うつるから）、机や椅子はさわんな」と友だちに苛（いじ）められて、教師にも差別された。家族はバスにも乗れず、人のいない線路を歩いて妹の病院に行く。

家族の家はチッソの排水口に近い水俣湾に面し、潮が満ちてくると家から魚が釣れるくらいであったという。子らは潮が引くとカキ打ちと弁当箱を持って、貝を採りに行ってよく食べた。船大工の父も仕事のかたわらに漁をし、家族はたくさんの魚介類を食していたのだった。

この周辺の住民は「ちょこっとおかずを捕ってくる」と言って、浜辺に降りれば、魚貝も海草も蛸（たこ）も、簡単に採れた。

後に水俣病裁判を担当した弁護士は、「あの水俣湾は、いわば水俣の漁民の〝米櫃〟だったんじゃないか、そこに密かに毒（メチル水銀）が流されていた」と語っている。

発症の翌年から小学校だったはずの姉は、ランドセルを一度も背負うこともなく、「ずっと目も見えないままで、ものも言えないし、手も足も曲がってしまって、身体もえびが曲がったように」なったままで、「ずっと泣きっぱなしで泣きつづけて亡くなった」。妹は、重症ながら命は取り留めた。

しかし、姉妹の発症の後に、祖父母が発症、次いで父と母も発症し、長姉にも症状が出る。まさに一家中が水俣病の被害者であった。潮を引くように周囲の人々が去り、親戚も寄り付かなくなった。

父母は重症の娘を最後まで心配しながら亡くなり、残された長姉は、自らも水俣病の症状を持ちながら、妹の面倒をよくみた。晴れ着を着た妹がふらつくのを姉が抱きついて支えるようにしながら、自宅の前の波戸を歩いている写真（桑原史成写真集『水俣事件』）は、限りなく優しく美しい。

「治る見込みがあればいいけれど、治ることもない」と姉は妹を見つめる。2歳で発症してから、ずっと重症のまま40歳をこえた妹は、姉が外から帰ってきて声をかけると笑うという。姉の孫が保育園から帰って来て、声をかけても笑う。でも、「本当に悲しいように泣くときも」あるのだった。

水俣病は、チッソの工場排水に含まれるメチル水銀による環境破壊が原因である。塩化メチル水銀などの有機水銀はまず魚貝類に蓄積され、それを食すことによって、人に経口摂取される。消化管でほぼ全量が吸収され、血流に入って全身を回る。そして、脳の神経細胞を破壊するのだ。

水俣病の重症例では、口や手足がしびれ始め、言語障害や歩行障害、視野狭窄（きょうさく）や難聴、平衡機能障害から手足の震え、痙攣（けいれん）がある。重篤な場合には、狂騒状態から意識不明をきたしたりすることもある。

入浴中に痙攣をきたした女性は、「まっ裸のまま走り続けて壁にぶち当たり、また走って返ってきて壁にぶち当たる」状態であったという。それは、水俣病の患者が出る前に、この地域で多数の猫が恐ろしい声をあげて、戸や障子にぶつかりながら狂い死にしたのと同じだった。

患者は「自分で十分に食べられないこともあって、痙攣がつづけばつづくほど力尽きていく」。本当に言いたいことも言い残したいことも言えずに、無念のままに死んだ人がどれだけいたことか。

後の調査によって、公式に報告された昭和31年より前にも、水俣湾周辺漁村で原因不明の同様の症状の患者が散発していたことが判明している。1941年（昭和16年）にも、水俣病と疑われる患者が発生していたのだった。

さらに患者は、重症から軽症例まで多様な病態がみられ、比較的軽症であった場合には、頭痛、疲労感、耳鳴りなどが症状となる。激しい痙攣と神経症状を呈して死亡する劇症型の水俣病は、有機水銀を使用した労働者に生じた典型的なメチル水銀中毒のハンター・ラッセル症候群の症状と一致し、水俣病の原因物質究明に至った。

しかし、この病像を水俣病と限定してしまったがために、軽症例や慢性型の水俣病患者が長く見過ごされることを招いてしまった。

それは、背後にいる多くの被害者の当然に受けるべき医療や保障に大きな影響を与えることになった。軽症であっても、生涯にわたって、日々の生活には不安と支障が続くのだ。

そして、メチル水銀が胎盤を通して、胎児にメチル水銀中毒を起こした胎児性水俣病が発見される。しかし、それは脳性小児麻痺と診断された子らが亡くなって解剖されて、初めて認められたのだ。

それまで、母親らが医療費の援助を求めて市役所に行っても、水俣病と認められず、また、胎児性水俣病とわかってもこの子らの認定には長い月日がさらにかかった。ようやく認められても、「認定されても、この子どもたちの症状はかわらない」という虚しさに、家族は苛(さいな)まれたのだ。

「この子は宝子ですばい」と口ぐせのように言う、ある胎児性水俣病の母親は、「(この子が)私のからだから水銀ば吸い取ってくれたおかげで、あと6人の妹弟たちは元気だし、私の症状も軽くすんどるんです」、そして下の子らが良い子に育ったことをありがたいと語る。

胎児が胎内で母親の水銀を吸いとったことも今では医学的に報告されているが、生まれながらに重症の水俣病を背負って生と死を彷徨(さまよ)う姉の側で、妹弟が互いに助け合って生きることを学び、心の痛みと他者への優しさを知ったのも真実であろう。

この水俣病被害を止めるには、まずは、チッソ水俣工場からの排水の即時全面停止が先決だった。しかし、多くの水俣市民にとって「チッソあっての水俣」である。県内第一位の納税をし、地域の産業と経済、雇用を支えるチッソの排水停止は市民生活全体の死活問題とされたのだった。

そして、時代は、明治期の「富国強兵」から戦争中の「生産増強」を経て、「所得倍増計画」を目標に掲げた高度成長経済期を迎えていた。

塩化ビニールなどの急激な需要の増加から可塑剤の原料となるオクタノールの増産が必要となり、アセトアルデヒドからのオクタノール製造を独占していたチッソの水俣工場を稼動させ続けること、つまりは排水を停止させないことは国策だった（宮澤信雄『水俣病事件四十年』）。

チッソは、1962年に丸善石油と提携した石油化学工場を千葉県五井に建設を終えると、やっと66年に海への排水を停止する。そして、68年に通産省の石油化に従う義務付けを受けて、水俣工場のアセトアルデヒドの製造設備を放棄したのだった。その同年に、政府は水俣病を公害病と認定した。

ここに至るまでのあまりに長きにわたる時間をどう考えるべきなのか。

熊本大学研究班が、水俣病の原因物質として有機水銀を報告したのは1959年7月、新日窒付属病院で細川一院長らがアセトアルデヒド排水投与による動物実験を行い、廃液でネコが水俣病を発症する事実を確認したのが同年10月（ネコ400号発症、この事実は1968年に判明、それまで秘匿、宮澤信雄、前掲書より）、翌11月に不知火海沿岸漁民らが、排水停止を訴えて水俣工場に乱入している。

さらに1963年2月には、熊本大学研究班が、「原因の毒物はメチル水銀で、貝とアセトアルデヒド製造設備の残渣より抽出」と報告しているではないか。

そもそも、1930年（昭和5年）には、チューリッヒ大学法医学部H・ツァンガー教授らが、無機水銀中毒と有機水銀中毒を区別し、アセトアルデヒド工程中の水銀触媒が有機水銀となる可能性とその中毒例（慢性症状特に心臓障害、多発神経炎、多発性硬化症とされた症例を有機水銀を含む要因による中毒と判断）を報告しているのである。

水俣工場のアセトアルデヒド設備が稼動を開始したのは、この報告より2年の後、1932年（昭和7年）であった。そして、工場の廃液は無処理のままに百間港に流された。

1965年（昭和40年）、新潟市阿賀野川下流域で第二の水俣病が発生。原因工場は河口から60キロメートル上流の昭和電工鹿瀬工場で、チッソと同じアセトアルデヒド工場であった。

新潟では原因解明が早かったため、住民の健康診断と毛髪水銀調査等で水俣病診断が進み、第一（水俣）の水俣病の重症典型例の一定枠内での診断していた被害者との間に大きな差が現れ、水俣の病像の再検討がうながされることとなった。

そして、1969年（昭和40年）6月、ついに水俣でチッソへの損害賠償請求訴訟が起こされた（第一次訴訟）。水俣病認定審査会は狭い固定的な水俣病像を盾に、申請患者を水俣病と認定せずに棄却し続けていたのである。

判断基準を狭めることで救済をうける患者数が少なくなっている実状から、二次訴訟以降は「水俣病とは何か？」が法廷の争点となる。

棄却された患者数は、熊本、鹿児島両県で延べ1万4千814人となっていた。そのうち、約二千人が第三次訴訟を起こした。これらの患者が、「水俣病ではない原因不明の神経疾患であるという審査会の主張には、まったく説得力がない」（原田正純解説『水俣病の50年』）。

そして、1995年（平成7年）12月、与党3党は水俣病解決案を提示。患者に一切の訴訟、行政不服、認定申請を取り下げることを条件として、一定の条件（疫学条件、四肢末端優位の感覚障害等）を満たせば、一時金260万円の支払い、健康手帳交付と医療費、介護手当等の支給をするなどとなった。患者団体の人々の高齢化もすすみ、先の読めない不安と長きにわたる闘いの疲労感は、解決案を受け入れざる得ない状況を被害者に作り出していた。

こうして、長年、法廷で争点とされた行政責任と、原告患者が水俣病かどうか、という肝心の2点が曖昧なままでの幕引きとなった。

このとき、あの5歳と2歳の姉妹が重症となって病院に運び込まれ、水俣病が正式報告されてから、実に40年が経過していた。

「水俣病40年、和解による全面解決」と報道がなされたが、当事者らにとっては、「生きている限り水俣病は終わらない」。

2014年2月19日、「水俣病認定を代行　熊本県の返上方針受け　環境省」のニュースが配信された。熊本県が、国から委託されている水俣病の患者認定業務を返上する意向を示したため、環境省は臨時水俣病認定審査会を開き、国が認定業務を代行するという。

このような数行の扱いではとうてい伝えがたいあまりに重い問題が、水俣病認定には横たわる。水俣病の認定制度そのもの、認定基準の綱引き、認定の遅れと、水俣病認定は患者の苦難の歴史でもあった。受難の上に苦難を背負う水俣病の患者の人生の救済を遅らせたのは、この認定の有り様、そのものではなかったか。

私が九州大学で講義を持っていた頃、思い立って水俣の地を訪れたことがある。美しい不知火海は、そう、石牟礼さんの宝子の方々の匂い袋のような碧い色で陽の光に輝いていた。

メチル水銀の排水の流された百間港は水俣百間埋立地となって、大勢の被害者とともに水俣病に献身的に働かれた原田正純医師も、２０１２年に亡くなられている。

ふと『苦海浄土』の中に、昭和38年に石牟礼さんが桑原史成氏の水俣病写真展をこの水俣の地で展いてもらうために、市長に頼んであっけなく断られるシーンのあったことを思い出した。

今、その桑原氏の貴重な写真は、２０１３年にふたたび『水俣事件』として、世の中に水俣病の証を刻んでいる。半世紀以上の時が流れても、この水俣病事件は決して終わってはいないのである。

11. レントゲン 清貧を貫いた生涯と不滅の業績

2014年は、世界結晶年である。1895年、ドイツの物理学者ウィルヘルム・レントゲン（1845～1923年）は、真空管から放射されている不思議な光を発見した。その光は目には見えず、しかし、蛍光物質を光らせ、密封してある写真乾板を感光させて、強い透過力で隣室にまで到達する。

この未知の光線を、数学でわからない数をXと表記することから、彼はX線と名付けた。このX線が結晶学を始め、物理学の新しい扉を拓くこととなる。

マックス・フォン・ラウエがX線による結晶の回折実験を行い、X線が短波長の電磁波であることを示したのは1912年。そして、そこから結晶内の原子の3次元的配列を決める X 線構造解析という新しい実験方法が確立された。

このラウエらの結晶の回析現象の解明に続き、ヘンリー・ブラッグとローレンス・ブラッグ親子らが食塩の結晶の X 線回折を行い、結晶は原子が配列してつくられていることを明らかにした。

このような近代結晶学の躍進から、約１００年を経た。レントゲンが発見した X 線は、目でみる世界とはまったく異なる、〝X 線で見せる新しい世界〟を世の人々に示した。

それは、先の原子や分子構造や D N A などの物質構造であったり、彼自身が驚愕した体内の骨の X 線写真（レントゲン写真）であったり、そして、人工衛星に X 線検出器を積んだ X 線天文衛星を使った、ブラック・ホールや中性子星などの X 線天文学の世界でもある。

ウィルヘルム・コンラッド・レントゲンは、１８４５年3月27日にプロイセン（現ドイツ）ヘッセン州のレンネップ（現レムシャイド）に生まれている。

父親は織物工場を経営し、裕福な家庭であった。両親はいとこ同士。晩婚の上、ようやく授かった子どもであったため、レントゲンの誕生には親戚中で喜びに沸いたという。レントゲン3歳のとき、一家はオランダのアッペンドルンに移り、オランダの市民権を得た。

17歳となったレントゲンは、ユトレヒトの私立の工芸学校に入学する。工芸学校は、技術系単科大学への入学準備の予備校のような位置付けであった。理論化学のフニング教授の家に下宿し、優しい教授夫人の思いやりもあって、家族のような明るい雰囲気の中で過ごした。後年、レントゲンは「本当に幸せで実りの多い時代」であり、勉学だけでなく乗馬やスケートもして、「まさに健全な精神は健全な身体に宿るということを身をもって実践した」と回想している。

しかし、そんな工芸学校時代に悪夢のような出来事が起こる。ある絵の上手い同級生が、いたずらに落書きした教師の似顔絵を「君（レントゲン）がこれを描いたのだろう」とその教師本人から問い詰められたのだ。顔の特徴を誇張した似顔絵を教師は「たいへんな侮辱」と感じ、レントゲンに怒りの矛先を向ける。

レントゲンは似顔絵を描いたのは自分ではないと答えたものの、「私は裏切り者になりたくないのです」と、描いた友人の名前を決して口にしなかった。ますます激高した教師は、レントゲンを似顔絵事件の犯人として教官会議に諮り、退校処分としてしまう。会議では親代わりのフニング教授が「そのような些細な事件で重い放校処分にするのは可哀想だしおかしい」と懸命に弁護したが、レントゲンの名前は学籍簿から抹消されてしまった。

フニング教授は学業の優秀なレントゲンを惜しみ、なんとか大学へ行って学べるようにと、工芸学校を卒業しなくとも大学入学資格が得られる異例の特例措置を校長から取り付ける。それは、学校が施行する大学入学資格試験で優れた成績をとり、さらに教官による口答試験に合格することであった。頭脳明晰であったレントゲンは、筆記試験には自信をもって臨んだが、口答試験官に運悪く似顔絵事件の教官が現れ、落とすための意図的とも取れる難題をぶつけられて、不合格となる。レントゲンにとって、受難の10代であった。

仕方なくユトレヒト大学には聴講生として通っていたレントゲンに、友人のトルーマンがポリテクニウム（現工業高専）はアビトール（高校卒業資格試験）に合格すれば進学できることを教えてくれた。しかし、再び不運にも試験直前にフリクテン性角膜炎に罹ってしまう。レントゲンはポリテクニウムの校長に手紙を書き、医師の診断書も提出して理解を求め、ようやくに入学許可を得た。レントゲン20歳であった。

こうして、やっと入学したチューリッヒのポリテクニウムは、大学とは異なり基礎主要科目に力を入れ、科学を技術に繋げる実践的な教育を行っていた。スイスは、時計等の精密機械産業で活躍できる技術者の養成が求められていた背景もあった。

この教育方針が、物理学実験に携わることとなるレントゲンにとって幸いとなる。このポリテクニウムは後にチューリッヒ工科大学となり、アルバート・アインシュタインも同じような経緯をもって進学している。

さらに、チューリッヒのポリテクニウムや大学にはヨーロッパ中から優秀な学者が集い、自由な気運の中で講義が繰り広げられていた。

このポリテクニウムで、レントゲンは「理論分野に卓越した面を有している」と評価され、優秀な成績で機械技師の免状を取得した。そして、ついにここで彼の研究人生の扉が開くときがやってくる。

アウグスト・エドアード・クント教授が物理学主任として赴任、光学理論と実験物理の講義を開講した。このクント教授と出会ったことは、レントゲンの将来の方向を決定付けることとなる。

クント教授は、レントゲンに優秀な実験家になれる素質を見出し、助手に採用することを決めたのだ。クント教授の助手として実験に携わることで、レントゲンの隠れていた天性の才能が発揮されていく。

レントゲンは実験に没頭し、試行錯誤しながら夢中になった。そして、１８６９年、「気体に関する研究」で審査員の満場一致の評価で博士の学位が与えられる。工芸学校を放校された彼にとって、この審査結果は大きな喜びであったろう。

クント教授とレントゲンは素晴らしい師弟関係を築き、レントゲンは本格的な研究生活に入る。不十分な実験設備にも屈せずに実験を進め、また高名な実験物理学者コールラウシュの結論にも疑問を投げかけている。若い無名の助手でありながら、偉大な教授の業績に怖気づくことなく自分の実験と研究をし、それを簡潔明瞭な論文にまとめた。

それは、クント教授の推薦で権威ある科学雑誌に速やかに発表され、コールラウシュの計算に誤りがあることが示された。

サイエンスの真実を真摯に探究するのを信条とする、彼らしい仕事である。

レントゲンの実験手法はクント教授の下でさらに磨きかけられ、巧みな実験技術を駆使していく。さらにクント教授は、レントゲンの大学教員資格取得にも力を尽くし、やがて、レントゲンはギーセン大学物理学主任教授として赴任する。

主任教授としてのレントゲンは助手に厳しく、実験中は他に気をとられることを許さず、自身の実験姿勢を踏襲させた。また、彼は専門外の論文までも読みあさり、研究・実験の範囲を広げていった。興味を持った論文は追試実験をして、結果を観察し考察する。自分の目で確かめて、さらに先の研究に繋げる。彼の実験手法の巧みさと忍耐強さがそれを可能とした。そして、理解し得ないことや再現出来なかった実験には、著者に手紙を書いて教えを請う謙虚さも持ち合わせていた。

学生への講義は苦手と考えていたようだが、物理学実験のデモは見事で魔術師のようであったという。彼の指導方針は、正確、熟考、真の結果の探求、知的な誠実、寛容な心であった。さらに「独立独歩の精神」を持つこととした。やがて、卓越した科学者であり優れた教育者であるレントゲンの評判はヨーロッパ中に響き渡り、かつて卒業資格がなかったために聴講生に甘んじたユトレヒト大学や助手として在籍したブルツブルク大学から、教授就任の招聘状が送られてきた。

1888年秋、レントゲンはブルツブルク大学教授に就く。研究室においては、仮説や推察を極端に嫌い、助手や共同研究者らにもいつも実測値や実証を要求した。研究論文に際しても完全を求めた。

論文は入念に読み進め、論旨や理論、文章も綿密にチェックし、しばらく置いてからさらに読み返し、その後に再度、論文内容の討論が数時間にわたってなされて訂正が入る。そして、数日おいてからさらに論文の査読がくり返され、細かな字句の修正が入って、最終原稿となる。レントゲンは、不必要な字句や文章は一語も論文に入れないことを徹底した。

このような研究姿勢を以てして、レントゲンは物質の比熱の測定、電流の識別、流体の屈折率と圧力の関係、気体の熱容量、偏光に及ぼす電磁気的作用、毛細現象、油滴の拡散、放電管を用いた陰極線の特性等のさまざまな研究を行い、48本の論文を発表した。

そして、最後の放電管を用いた陰極線の特性の研究の実験から、X線を発見するのである。実にこの49本目のX線発見の論文が、その後の彼の人生を大きく変え、さらに物理学を新たな世界へ導くことになった。

1890年代、世界中で「陰極線」の実験が盛んに為されていた。放電管の電極に電圧をかけ、放電管内を真空にすると陰極から陽極に向かって蛍光を発する放射線が生じる。これが陰極線で、陰極から飛び出した電子である。この電子が他の原子の電子に衝突すると、その電子は軌道の外に飛ばされエネルギーが高い状態になる。この電子が元の軌道に戻るときに放出するエネルギーが、蛍光である。

レントゲンはこの真空放電現象の論文を読み漁り、コールラウシュやハインリッヒ・ヘルツらの研究を徹底的に追試していた。真空放電現象においては、ヘルツの弟子のフィリップ・レナルトが真空度の高い放電管、レナルト管を作り、陰極線に関する興味ある論文を発表していた。１８９４年4月のことである。

レナルトは、放電管の陰極線のあたる部分のガラスに、薄いアルミ箔を貼って小さな穴を開け、その穴から陰極線を2センチほど飛び出させることに成功していた。放電管の外に取り出した陰極線をレナルト線と名付け、これは「写真の感光板を感光させ、アルミニウムは通過するが石英ガラスは通過しない」という性質を報告していた。レントゲンは、レナルトにさっそく手紙を書いた。

レナルトは、優れた放電管製作技術者を紹介し、さらに彼にとっても貴重な厚さ5マイクロメートルのアルミ箔も送ってくれた。実はレントゲンは放電管内ではなく、陰極線を空気中に引出し、それを直接調べようとしていた。陰極線が薄い金属板を通過するならば、薄いガラス管壁も通過するのではと考えたのだ。

レントゲンは、レナルトより大型の誘導コイルを用い、ヒットルフ・クルックス管を接続、管内に高電圧放電を行った。そのとき、管から90センチほど離れたところに置いてあった蛍光紙が光るのに、ふと気がついた。

「あんな離れたところにある蛍光紙がなぜ光る?」自分の目を疑ったレントゲンは、同じ実験をくり返しやってみた。電流を通すとコイルの波動性に一致して、色のついた雲がたなびくように光る。

これは、未知の放射線の作用ではないか？　レントゲンは、レナルトの実験よりもはるかに離れた場所にある蛍光物質を光らせる未知の何かが出ていると考えた。彼は、放電管と蛍光紙の間にさまざまな物を置いて通電し、蛍光紙がどのように光るのかを観察した。

空気中を透過できる距離が長いということは、物体を透過する力があるということではないか？と考えたのだ。本や薄いアルミ板は通り抜けるが、薄い鉛板は完全に遮蔽した。このとき、レントゲンはこれが新しい線であることを確信したという。

丸い鉛板の真ん中に穴を開けて間に置いたところ、予想通りに円形の黒い影の中に明るい丸ができた。しかし、次の瞬間、レントゲンの脳裏に戦慄のような衝撃が走る。鉛板を持つ自分の手の骨が、まるで幽霊のように浮かび上がったのだ。

以降の数週間をこの未知の線の実験に没頭、実験と論文作成にひたすら取組み、１８９５年12月28日、ついに「放射線の一新種について」という不朽の論文を投稿した。確たる証拠として、愛妻ベルタの指輪をつけた手のX線写真を添えて、友人や数名の物理研究者にも送付している。

X線発見のニュースは世界を駆け巡り、きわめて短期間で、骨折や外傷等の診断に臨床応用されるようになった。

一方で透視できるとするX線眼鏡やそれを防御するX線防御下着が商売となり、また宗教的に利用する者も出た。レントゲンより前にX線を発見していたと主張する学者も現れ、彼は「X線を発見したことで私が何か悪いことでもしたかのような気分」となる。

レントゲンは、ノーベル賞を受賞するがその賞金をすべて大学に寄付し、「学問上の発見が生み出す利益は、万人に与えられるべきもの」としてX線の特許も取らなかった。

第一次大戦の勃発、ドイツの敗戦。戦後の食糧難と天文学的なインフレの中で、病弱な妻とレントゲンは困窮を極める。妻を看取り、清貧に生きたレントゲンは、１９２３年2月13日78歳で亡くなった。

「病める人々のために個人が成就した仕事は高く評価され、その名は永久に消えることはないだろう」と弔辞にある。レントゲン検査の名を知らぬ人はいない。

人類にサイエンスの遺産を残し、自らは無一文で死んだレントゲン。彼の研究姿勢も完璧を当然とした論文作成の態度も、そのつつましい生き様さえも、現代の日本社会に再び思い起こされるべき「本質」ではないだろうか。

12. 破傷風の話
東日本大震災の記憶から

1884年に破傷風菌が発見されてから約1世紀の間に、破傷風は抗生物質投与や破傷風抗血清療法、筋肉弛緩剤使用等のさまざまな治療の研究が進み、そして、有効なワクチンも開発された。

しかし、破傷風は現在も非常に重篤な疾患であり、先進国にあっても感染・発症すれば、予後の見通しの悪い、決して楽観視のできない病気である。海外では、医療が十分に受けられない地域や熱帯地方を中心に、多くの犠牲者が発生し続けている。

破傷風は治療も難しく重篤化しやすいのに対し、有効なワクチンがあることから予防ができる感染症である。この破傷風の予防について、現在の日本社会における問題を探ってみたいと思う。

２０１１年3月11日の東日本大震災の後、破傷風症例が10例報告された。津波に流されたり、避難する間での受傷による震災関連の症例である。岩手県、宮城県の医療機関からの届出であり、このうちの7例は積極的な疫学調査も実施され、その詳細が国立感染症研究所の『感染症週報』ＩＤＷＲ２０１２年45号に「東日本大震災関連の破傷風症例についての報告」として掲載されている。

２０１２年2月から7月の期間に、震災関連の破傷風症例の届出のあった自治体から、医療機関へ自記式の調査票を配布して回答を得る方法で調査し、さらに電話などによる追加の聞き取りも行われた。調査内容は、受傷状況、治療内容、初発症状、基礎疾患、受診医療機関などである。詳細は、http://www.nih.go.jp/niid/ja/tetanis-m/tetanis-idwrs/2949-idwrs-1245.html をご覧いただきたい。本稿では、まず、その一部を引用して掲載する。

【症例：69歳、男性】

主訴：構音障害、後頭部頭重感

基礎疾患：高血圧、狭心症
感染地域：岩手県（報告自治体：岩手県）
現病歴：3月11日に津波に巻き込まれ、3月12日（受傷後1日）に瓦礫の下から発見された。全身打撲および左第2～4指に挫傷を受傷。避難所で応急処置を施されるも止血せず、D病院救急を受診し入院となった。創の縫合処置、点滴、抗菌薬（CFPN－PI　300ミリグラム／日）にて軽快したことから、3月13日（受傷後2日）に退院し避難所に収容された。3月19日（受傷後8日）にD病院で創（きず）の処置をうけた。また、同日から構音障害と後頭部頭重感を自覚していたため、3月20日（受傷後9日）に避難所の仮設診療所を受診したところ、破傷風、脳出血、脳梗塞が疑われ、D病院へ救急搬送となった。頭部CTで両側基底核の陳旧性小梗塞（ちんきゅうせいしょうこうそく）の所見を認めたが、破傷風を否定できないため破傷風グロブリン（250単位）を投与された後、さらにE病院へ救急搬送となった。
臨床経過：臨床症状・検体検査より破傷風と診断（確定診断は3月25日）し、抗菌薬（PCG2400万単位／日）、破傷風トキソイド（入院時および退院時）、破傷風グロブリン（250単位）を投与された。気管切開・人工呼吸器装着・集中治療室利用あり。66日間の入院後、津波で受傷した腱板（けんばん）損傷手術のため転院となった。

【症例：56歳、女性】

主訴：開口障害、背部痛

基礎疾患：糖尿病（無治療）

感染地域：岩手県（報告自治体：岩手県）

現病歴：3月11日に職場で津波に巻き込まれ、流木またはシャッターにより右下腿前面に縦15センチメートル×横6センチメートルの弁状の挫創（ざそう）を受傷。3月12日（受傷後1日）にF病院を受診し、縫合処置と抗菌薬（CCL 750ミリグラム/日）の処方を受けた。3月14日（受傷後3日）より創部に発赤・熱感など感染徴候を自覚したが、医療機関を受診せずに抗菌薬の内服を継続していた。3月18日（受傷後7日）に発赤・腫脹が右下腿全体に拡大してきたため、避難所の巡回医師の診察を受けたところ、外科的加療が必要と診断され再度F病院を受診し、創部の一部開放と洗浄消毒の処置を受けた。3月20日（受傷後9日）に、巡回医師に右下腿に握雪感を指摘されたため、F病院でレントゲン検査を受けたところ、右前脛骨（けいこつ）筋上にガス像が認められ、破傷風トキソイド、抗菌薬（CTRX 1グラム点滴静注）の投与を受け、同日G病院形成外科へ搬送、入院となった。21日（受傷後10日）に開口障害及び背部痛が出現したことから、破傷風の疑いにて形成外科より救命救急センターに転科となった。
臨床経過：臨床症状より破傷風と診断され、抗菌薬（ＰＩＰＣ／ＴＡＺ 13・５グラム／日）、破傷風グロブリン（４５００単位）を投与された。気管切開・人工呼吸器装着・集中治療室利用あり。64日間の入院後、全身および創の状態が改善しＦ病院へ転院となった。

私は感染症を専門としながらも、インフルエンザや麻疹、風疹、ＳＡＲＳ等のウイルス性疾患が中心であり、破傷風に対しては一定の知識を持つに留まっていたが、この震災関連の破傷風発生の速報記事を読んだとき、いつか「病と癒しの人間史」の連載でも取り上げたいと痛感したのを思い出す。

あれから3年以上の時が過ぎ、首都直下型地震や南海トラフ関連の危機対応が国を挙げて行われるべきとされている。このような大規模な災害時には受傷する危険性が高く、しかし、医療を受けることが極めて困難となる。それは、破傷風感染・発症のリスクが高まることでもある。そのような中、一個人が今からできうる破傷風対策について、特に破傷風のワクチンが未接種である可能性の極めて高い中高年齢層を視野に破傷風の予防を考えてみたい。

破傷風は破傷風菌が人に感染して、その菌が作り出す神経毒素（破傷風毒素）によって神経回路が遮断され、開口障害から強直性痙攣（けいれん）、呼吸困難などの重篤な症状が引き起こされる重大な疾患である。

日本でも年間数十人の感染者が発生し、さまざまな治療法が為されるようになった現在でも、その致死率は3割にも上る。重篤な患者では、激しい痙攣から呼吸筋麻痺により窒息死に到ることもある。

これらの患者の95％以上が40歳以上の成人である。小児や若い世代の成人らのほとんどは、国の定期予防接種によって破傷風トキソイドのワクチン免疫を持っているためである。破傷風トキソイドワクチンは１９９４年（平成６年）に定期接種として生後３か月から90か月未満に三種混合ワクチン（ＤＰＴジフテリア、百日咳、破傷風ワクチン）として４回、11～12歳に二種混合（ＤＴジフテリア、破傷風）として1回接種が実施されている。

しかし、この予防接種法の改正以前には、さまざまな接種方法が取られていた。そもそも、１９６８年（昭和43年）より前には破傷風を含まないＤＰ（ジフテリア、百日咳）のワクチンが主として使われていた。１９６８年から、破傷風を加えたＤＰＴ三種混合ワクチンが多く用いられるようになったが、１９７５年に百日咳ワクチンの副反応問題から、このワクチンを含む予防接種が一時中断となった。公衆衛生上の判断から2か月後には再開されたものの、接種を控える地域も多く、1981年に新たな無菌体百日咳ワクチンを含むDPTワクチンが使用できるようになるまで、接種率が低迷した状態が続くことになってしまった。このため、これらに該当する世代の多くは破傷風ワクチンの接種を受けていない。このような成人では怪我などの特別な事由がない限りは、同ワクチンの接種を受けていないことから、日本の破傷風患者のほとんどが40歳以上であるのは、このワクチン免疫をもっていないことに起因すると考えられる。当時のワクチン接種記録は、母子手帳の接種記録を確認し、それを信じるしか方法はない。

破傷風菌は酸素存在下では生育できない嫌気性菌で、通常は固い殻に覆われた芽胞の状態で〝休眠〟形態をとっている。そして、熱や乾燥、消毒などからしぶとく生き残って、世界中の土壌中に広く存在する。そのため、破傷風菌に完全に接触しないで日常生活を送ることはできず、誰でも感染のリスクがある。

破傷風菌の作り出す毒素は、食中毒のボツリヌス菌の産生する毒素に並び、最強の毒素の一つとされる。芽胞は外界の条件が整った状況になれば、発芽して増殖を始め、破傷風菌となって、毒素を産生するようになる。つまり、末梢の感染部位で神経毒素のテタノスパミンを産生するのだ。

1889年、ドイツのロベルト・コッホ博士の下に留学中であった若き北里柴三郎博士は、この破傷風菌が嫌気性である性質を発見し、当時、不可能とされていた破傷風菌の分離・培養に成功したのだった。

北里は、空気のない環境下にすると破傷風菌が増殖をはじめ、空気存在下にすると無菌状態になることを見つけ、単離培養への道を拓いた。顕微鏡下では、ボタン型の菌が観察され、この菌の懸濁液をウサギやモルモット等の動物に接種すると破傷風の症状が確認できた。北里の破傷風菌純培養の成功は、血清療法での治療の道を拓くことになる。

破傷風菌は芽胞の形で土の中に常在し、傷から体内に侵入するため、農作業やガーデニングなどでの怪我や転倒、事故などでの傷から感染の危険性があるが、破傷風患者の2割強が、侵入部位が特定できていないことから、些細な傷からの感染が起こることも想定される。人から人への感染はない。

潜伏期は、3~21日で平均は10日程度である。潜伏期が短い場合に、より重症化の傾向が認められる。症状は、下顎や首の筋肉の硬直や痙攣から始まり、顔が歪んだり、舌がもつれるなどから、開口障害となる。そして、発語、嚥下障害、歩行障害から強直性痙攣となる。

できるだけ早期の治療開始が必要であるが、震災などの医療資源が限られる中では、早期対応が困難となる。破傷風に罹って治っても十分な免疫はできないので、何度も罹る可能性があり、ワクチンを接種して免疫を獲得することが大切である。

予防には、有効な破傷風トキソイドワクチンがある。

未接種の成人への破傷風トキソイドワクチンの接種は、沈降破傷風トキソイドワクチンを4～8週間間隔で2回接種した後に、6～18か月の間隔をおいて、1回の追加接種をすることが勧められる。さらに10年毎に追加接種を行えば、破傷風菌に対する防御抗体レベルを維持できると考えられる。これらのワクチンは、任意接種となっている。

また、定期接種で乳幼児期と学童期でＤＰＴワクチンを接種し、10年以上を経過している人は、追加の接種が勧められる。少なくとも、例えば、40歳、60歳前後で追加接種を任意で行って、破傷風を予防することが大切と考えられる。

東日本大震災関連での破傷風発症例の報告のように、大規模な災害時には医療そのものが限られ、ワクチンや治療薬などの入手も困難となると想定されるので、平時から破傷風トキソイドワクチンで予防することが大切である。

また、海外渡航にあたっては、医療機関へのアクセスの悪い地域もあることから、渡航前に日本でのワクチン接種が勧められる疾患と言えるであろう。

「東日本大震災関連の破傷風症例の報告」にはつぎの「主治医からの震災時の破傷風症例への対応やコメント」が付記されており、被災状況下での医療対応、破傷風対策について、貴重な意見が述べられている。ここに引用して掲載しておきたい。

【主治医からの震災時の破傷風症例への対応や予防についてのコメント】

・震災以前に、破傷風トキソイドの接種を推奨して広報することも考慮すべきではないか（10年に1度くらい接種など）。

・医療資源が限られる中では、早期対応が難しいと思います。まずはふだんの予防接種の推奨が重要と考えます。

・受傷から一次的な創の開放に10～20時間が経過していたため感染が成立してしまったと思います。さらに高血糖であったこと、本人が避難所で生活されていて周りに迷惑かけられないと受診を控えていたこと、日々異なる医師（内科医などもいたとのこと）が観察したため、状況の深刻さの把握が不十分であったこと等の条件が重なったと思います。開創が6時間を超える場合には数日経過を見たのちに縫合すべきと思います。またそのような患者様には破傷風グロブリンを優先して投与しないとならないと思いました。

・震災後に全例予防を行うのには無理がある（もっと優先されるべきものがある）。予防を行うのであれば、欧米のように定期的な予防接種など…。対応としては、症状を周知し、来院を促す、診断された後は震災の大きさや病院の状況に応じて被災地外への転院も考慮されるべきと思います。

・破トキ（破傷風トキソイドワクチン）、テタノブリン等は震災時に入手困難であるし、また、創洗浄用の水の確保も難しいと考えられる。予防が困難ならば発症後の対応（本症例のように広域搬送も含めて）を充実させていく必要があると思います。

・同様に受傷した夫も同時に当科受診しているが、念のためトキソイド抗体を投与したが、発症に至っていない。津波受難者全員への薬剤投与は現実的には困難だし、不要かも。

この主治医のコメントを目にして、私は、すぐに破傷風トキソイドワクチンの接種を受けに行った。そんな私に、大学の同僚の先生が、子どもの頃の思い出を語ってくださった。「私が幼かった頃、近所の競馬場へ馬を覗きに行きましてね、父にこっぴどく怒られたことがあるのです。馬の居るところには破傷風の菌が居るから行くなと、あれほど言ってあったろうと。破傷風の感染を阻止したかったのでしょうね。今、思い出すと親心でしたね、私の父は感染症の研究者でした」。

ウマの消化管には、病原菌クロストリドウム・テタニがしばしば存在し、馬糞によって土壌が汚染されている。競馬場や厩舎のある場所は、破傷風菌が特に多い。感染症研究者であったお父上は、ワクチンもなかった当時、小さい息子に馬の居るところには行くなと言い含めて、破傷風から守ろうとしていたのであろう。「ツツガムシの研究をしていたのです」というお父上は、私が前職で勤務していた国立の研究所の大先輩であった。

そんな先輩のご意思を継ぐように、私も今、中高年齢層の方々に破傷風トキソイドワクチンの接種をお勧めしたい。さらに、定期接種で免疫をお持ちの方々も10年おきの追加接種をお願いしたいと思う。

破傷風は発症すれば非常に重い病気である。後遺症も怖い。しかし、ワクチンで感染を避けることが可能な疾患である。まさに予防医学である。

13. エボラウイルス病
スーダン綿工場で発生した奇病の正体

エボラ出血熱は1976年、スーダン共和国南部のヌザーラという町で、初めて患者が確認された。この地域の人々は、サバンナやジャングルに点在する小さな集落に親族を中心に集まって暮らし、泥を固めた家に住んでいた。ヌザーラはそうした集落群の中心地であり、また地元経済の要でもあった。特に、ここにある綿工場は、地元で栽培された綿で織物を生産して村の外に向けて販売し、貴重な現金収入源を得る場所だった。

最初のエボラ出血熱の患者が発生したのはこの綿工場だった。

1976年6月27日、工場で働いていた一人の男性が病いに倒れ、9日後の7月6日、「出血しながら」死亡した。続いて男性と同じように織物室で働いていた同僚の男性2人も亡くなり、最初の男性の死後からわずか2か月後の9月までに、工場で働いていた人とその家族、友人など35人が犠牲になった。

ヌザーラで起こった流行はまもなく近郊のマリディの町に拡大する。ヌザーラの綿工場で感染したうちの一人は、医療機関にかかる経済的な余裕があったので、マリディの病院を受診したのだ。

すると、男性の体液や血液、排泄物や吐瀉物(としゃぶつ)に接触することで、医療関係者や他の入院患者に悲劇的な院内感染を起こしたのである。このとき、マリディ病院に入院していた患者213人中93人がエボラウイルスに感染。さらに医療従事者を中心に病院関係者の3分の1も感染・発症し、うち41人が死亡した。

まだ動ける患者や病院関係者が病院から逃げ出し、もはや医療どころではなくなった。そして、この病院を起点として、エボラ出血熱が地域の村々に拡散していく。

このときのエボラ出血熱のアウトブレイクは、11月20日までにほぼ終息したが、最終的に感染患者は284人、死亡者は151人であった。これが、最初のエボラ出血熱の流行である。

ヌザーラの綿工場で最初に発症した従業員は、どこからエボラウイルスに感染したのか。

約2000人が働く綿工場は、トタン屋根の質素なもので、その屋根には夥（おびただ）しいコウモリが棲みつき、糞を堆積させていたという。初期の患者が高率で発生した織物室で捕えたネズミやコウモリ、昆虫や蜘蛛からの感染が疑われたが、検査の結果、いずれからも原因ウイルスは見つからなかった。この恐ろしい病気の病原体はどこからやってくるのか、それは、オオコウモリという説が有力ではあるが、現在も証明された訳ではない。

エボラウイルスを潜在的にもっている自然宿主が同定されれば、その動物やその動物の排泄物等と人との接触を断つことで、人へのエボラウイルスの感染を防止できるはずである。逆に自然宿主が不明のままだと、感染防御ということについては打てる手がかなり少なくなってしまう。

カメルーンで捕まえられたコウモリの血液中からは、エボラウイルスに対する抗体が見つかっている。そして、驚くことに同じくカメルーンのジャングルに住むピグミー族の人々の15%は、エボラウイルスに対する抗体を持っていることも報告された。抗体を保有していることは、過去にエボラウイルスに感染した経験があることを強く示唆する。

エボラウイルスは、こうした地域に広がる密林のどこかでなんらかの野生動物の体内に潜んでいると考えられる。

そして、その野生動物に他の動物が偶発的に接触することでエボラウイルスに感染してしまうが、特に、終末宿主である人やサル類に感染すると、強い病原性を示して、高い確率で死に至ると考えられる。

ヌザーラでのエボラ出血熱の発生から2か月後、今度はザイール（現コンゴ民主共和国）のヤンブクという村をエボラの悪夢が襲った。

舞台は1976年のヤンブク伝道病院でのことである。ウバンギ川とザイール川に挟まれ、密林とサバンナが拡がるブンバ地区。ここにベルギー人のシスターたちが無償で医療を施すヤンブク伝道病院がある。

カトリックの伝道団が運営する病院に、医師はいない。専門の訓練を受けたとは言い難いシスターたちがここでは医療従事者である。それでも、政府の援助を受けられない住民たちにとっては貴重な医療施設であり、一日300人から400人もの患者がこの施設を訪れていた。施設では、抗生物質の投与、ビタミン注射、そして脱水に対する輸液等の医療行為が行われていた。

ここでも医療器材の不足は慢性化しており、一本の注射器と注射針を一日に何百回も使い回すという、信じがたい危険な行為が常態化していた。

1976年8月28日、この伝道病院に30歳の男性がやってきた。誰も知らない男だった。激しい下痢と血便、鼻血といった症状を呈していた男性は、即入院処置がとられたが、医療知識のないシスターらは、男性の診断ができず病名を特定できない。

すると、男性はシスターの静止を振り切って施設を立ち去ってしまい、以後、行方知れずとなった。この出来事から1週間ほどがたった、9月5日、今度は40過ぎの男性が危篤状態で運びこまれた。

「嘔吐と下痢のため脱水症状が激しく、伝道所の人たちの表現では『幽霊の目』をしていたという。正気を失った目玉は深く落ち窪み、その周りの皮膚は羊皮紙のように色を失って、突き出た頬骨にぴっと張りついていた」。

男性は、「胸が痛み、激しい頭痛に苛(さいな)まれ、熱も一向に下がらない」状態であり、「激しく苦悶し錯乱状態だった」。出血が続き、「鼻からも歯茎からも出血し」、「下痢便や吐瀉物にも血が混じっていた」。

シスターらには、気がかりなことがあった。

この男性は、病院に運び込まれる4日前の9月1日にも、この病院を訪れていたが、そのときはマラリアと診断され、抗マラリア薬であるクロロキンの注射を受けていたのだ。同じ日、男性と一緒に治療を受けて、貧血のための輸血を受けていた16歳の少女やビタミン注射をうけていた女性らも、まさに男性が施設に運びこまれたのと同じ頃、「血を吐き、目から出血し」「半ば錯乱状態」で「生死の境をさまよって」いたのだ。さらに、これらの症状が見られた患者を看護していた人たちにも、エボラ出血熱の初期症状である発熱と頭痛の症状が現れ始めていた。

これまで遭遇したことのない怖しい症状に接したシスターたちは、また、この奇病への対処の方法が分からず、黄熱病か、腸チフスかもしれないと考えあぐねている間に、患者はすべて亡くなってしまった。

男性の遺体は、この土地の習慣に則り、母や妻などの女性親族を中心とした女たちの素手で、「食べたものや排泄物をすべて体外に出す」作業がなされた後、埋葬された。するとと、数日後、男性の葬儀の儀式に参加し、作業にあたった女性たちも、同じ奇病、つまりエボラ出血熱に感染して、次々と発症してしまった。最終的に、男性の葬儀の後、彼の周囲にいた友人や親族21人が感染し、18人が死亡した。

時を経ずして、伝道病院は、エボラ出血熱という彼らにとって未経験だった新しい致死的伝染病の大流行に襲われることになった。病院は、生死を彷徨（さまよ）う人々であふれかえった。シスターたちの多くも発症してしまい、残されたシスターらはもはや自分たちの手に負えない事態だと察知し、緊急無線を使って助けを求めた。

調査に入った医療補助員は後日、このときの施設の様子を以下通りに報告している。

「知見　この疾患の特徴は以下のとおり。
およそ39度の高熱、消化された黒い血の（一部では鮮血の）頻回吐血、最初は混じる程度だが死が近くなると血液だけになる下痢、時折の鼻血、胸部背側と腹部の痛みと意識混濁、関節のだるさをともなった虚脱、完全に健康な状態から約三日間で死にいたる病状の急速な進展」

これまでになかった恐ろしい奇病が流行りだして、狂乱状態となった人々が村から逃げ出した。

村から逃げ出した人の中には、すでにウイルスに感染し、潜伏期に入っていた者もいた。するると、逃げた先で発症してしまい、別の土地に流行を広げることになった。

シスターらは、無線でさらなる助けを懇願した。そして、やっとWHOや政府がこの謎の感染症の解明に乗り出したのだった。

シスターらは、同僚のシスターが「吐血し、鼻血を流し、急性の下痢に苦しみ、意識朦朧とした状態」で死線を彷徨う側で、「自分たちの手持ちの唯一の武器、祈り」を捧げて「奇跡の期待」を待ち望むしかすべはなかった。しかし、エボラウイルスは容赦を知らない。

結果的に、約2か月の間に病院とその周辺で318名が発症し、280名が死亡。CDC、WHO、ベルギーの調査チームが入り、流行はやっと終焉した。政府によって、流行地のまわりに防疫線が張られ、物品と人の出入りは完全に止まった。村々はゴーストタウンのようになった。それは、十数年前、天然痘の流行が起こったときと同じだった。

WHOが、この死病の微生物学的な原因究明に乗り出し、世界中の主要な研究施設がその病原体の同定を開始した。

その結果、電子顕微鏡の視野には、クエスチョン・マークのような新しいウイルスが現れた。「このウイルスは細長い、虫のような姿をしており、片方の端はまっすぐに伸び、もう一端がコイルのように巻いていた」。「この病原体は新しいウイルス」であったため、「この病気が最初に出現した地域にある小さな川の名前に因んで、『エボラ』と名づけるよう提案」された。

ヤンブクでの大量死を招いたウイルスが特定されたことで、その2か月前にスーダンのヌザーラの綿工場で起こった奇病の流行の原因も、同じエボラウイルスであったことが分かった。

ヤンブクの伝道病院では、「初発患者（103人中）72人は、伝道病院で滅菌せずに使われていた注射針が原因」でエボラウイルスに感染していた。この病院の初期の患者の過半数が妊婦だったが、それは「妊婦に元気さと満足感を与えてくれる魔法の注射」、ビタミンBの注射がこの伝道病院で受けることができたためだった。そのビタミン注射の注射針が使いまわしされていたことで、エボラウイルスが女たちの体内に打ち込まれることとなった。

「ヤンブクとマリディの病院で注射を受けた人が、一回でエボラに感染する確率は、なんと90％を超えていた」。

「悲劇的に乏しい医療訓練と医療品不足とがアンバランスに入り混じった施設」しかな

い地域で、医学の専門教育をほとんど受けていないシスターたちが行った注射が、エボラ出血熱の大流行を起こした。

「エボラが棲む密林」で野生動物を狩猟して、その肉や皮革を売ることで生計を立てている貧しい村。そこで、無償の医療を施している伝道病院に日々あふれる人々。医薬品も医療品の補給もままならない中で、病院を運営せざる得ない修道会。エボラ出血熱の流行の背景には、貧困問題が横たわっていた。

2014年、ギニア、リベリアやシエラレオネなどの西アフリカで巻き起こったエボラ出血熱の流行においても、その要因に貧困問題が指摘されている。

ヤンブクの流行が終息した以降も、エボラ出血熱は、アフリカ大陸のサハラ以南の赤道地域を中心に、数年ごとに発生をくり返すようになった。

ヤンブクの悲劇の翌年、ザイールのタンダラ村で9歳の少女が発症し死亡したが、前年のヤンブクでの悲劇が伝わっていたために周囲の人が警戒し、他に感染者はでなかった。

しばらくたって、1995年、ザイール中央部の都市キクウィットの病院で患者が発生。医療関係者を中心に感染が広がり、死者244名中100名以上が医療関係者で占められた。背景にはまたも医療器具の使いまわしなどの実態があった。

このときに分離されたウイルスは、19年前のヤンブクと同じ遺伝子を持っていたという。

1994年のコートジボアールでは、森林で見つけたチンパンジーの死体を解剖した研究者が、エボラウイルスに感染して出血熱症状を発症している。このとき、エボラ・コートジボアール株のウイルスが発見された。

1996年から1997年に相次いで起こったガボンでの2回のエボラ出血熱の流行でも、直接の感染源はチンパンジーだった。

1995年には、ザイールでエボラ出血熱の流行が発生、315人が感染し、そのうち250人が死亡した。このときのエボラ・ザイール株の致死率は80%を超えた。

2000年には、ウガンダ共和国で425人が感染、224人が犠牲となっている。致死率は53%であった。このときのウイルス株は、エボラ・スーダン株である。

2000年以降、コンゴ民主共和国、ガボン共和国、ウガンダ共和国、スーダン共和国などの国々で、エボラ出血熱のアウトブレイクが起き、患者数は増加傾向にあった。

そして、2013年12月6日。ギニア国境の村で2歳の男の子が、このエボラウイルスに感染して死亡。史上最悪のエボラ出血熱の流行が、始まった。2015年1月7日現在、西アフリカを中心としたエボラ出血熱の感染者は20、747人、そのうち8、235人が犠牲となっている。

最初の患者となったギニアの男の児が、どこからエボラウイルスに感染したのか、その経緯は明確にはわかっていない。

そして、このウイルスは、ヤンブクの伝道病院を襲ったのと同じ、最悪の病原性を持つエボラ・ザイールだった。（すべての「　」内は、ローリー・ギャレット著『カミング・プレイグ』山内一也監訳、野中浩一、大西正夫訳、河出書房新社より引用）

14. ジョン・スノウの「感染地図」

煌びやかなロンドンのピカデリー・サーカス。お洒落なショップの集まるカーナビー・ストリートから歩いて数分の場所に、19世紀、コレラが水を介して感染することを突き止めたジョン・スノウ医師の名を冠したパブがある。

スノウ博士（以下、スノウ）は、1854年のロンドンのコレラの流行において、患者の発生の相次ぐロンドン、ソーホー地区で、患者の発生状況と飲み水を中心とした徹底的な聞き取り調査を行い、死者と給水ポンプの場所を示した「感染地図」（THE GHOST MAP）を作った。

これにより、この地区においてコレラ患者の下痢をした排泄物が汚水溜めから井戸に流れ込み、その伝染性の粒子（コレラ菌）が飲み水に混じって、人に飲み込まれることで病気を起こすことを明らかにしたのだった。そして、彼は問題の井戸のポンプを外すことでコレラの流行を食い止めようとする。このスノウの作り上げたスポット・マップという疫学の手法は、今も何らかの感染症が発生した場合に使用されている。

病原体であるコレラ菌の発見は、1883年のロベルト・コッホのビブリオ・コレラの同定を待たねばならない。それは、第5回目のコレラパンデミックのエジプトでの偉業であった。バナナのような形のコンマ型のコレラ菌はこうして発見された。

この病原体発見に遡ること約30年前の1855年に、スノウはこの感染地図等による調査の結果から、病気は病人から健常者に病人の体内で増える「何かのもの」によって引き起こされる事を明記した『コレラの伝播様式について』という著作を出している。

病原体の発見はおろか、病気の原因は悪い空気とされていた時代にあっても、既成概念に囚われない理論的な思考とそれによって導かれる仮説を実証するための、労を惜しまない実地調査、それを成し遂げるための精神力と情熱があれば、ここまでの研究が成し遂げられるのだ。

この感染地図の舞台となったブロードウィック・ストリート（19世紀のブロード・ストリ

ート）の角、変哲もない裏通りにあるパブ「ジョン・スノウ」。その外壁には、感染源となった井戸のポンプの跡を示した小さな銅版が掲げられている。側の歩道の赤いグラネイト石の縁石が、スノウの見つけた井戸のポンプがあった場所であると記されている。

それと思って探してみれば見つけられるというほどに壁の記念碑も小さく、そして、何より歩道の赤い縁石にあっては、注意しても見つけることも困難なほどに目立たない。確かにポンプのレプリカが近くに立ってはいるが、それも通りの風景に溶け込んで、気に留める人もほとんどいない。でも、ここは、私がロンドンに行けば、まず一番に行きたいと思う場所なのである。

ロンドンを訪れるたびにここに詣でて、そこだけが臙脂（えんじ）色となった街路の縁石に佇んで、ジョン・スノウとその時代に疫病とともに生きた人々に思いを巡らせている。

コレラは、コレラ菌（Vibrio cholera O1およびO139のうちコレラ毒素産生の菌）の経口感染により起こる消化器系の急性感染症である。患者は激しい下痢を起こし、脱水症状となって、適切な補水を受けなければ重症化する。コレラの下痢便には夥（おびただ）しいコレラ菌が含まれ、それが周囲への感染源となる。

しかし、こうしたコレラの感染経路も、19世紀のビクトリア王朝のロンドンでは信ずる人はほとんどいない。当時は、あらゆる臭いが病気の原因とされていた。瘴気説である。ロンドンの公衆衛生局長となって、強力な行政手腕を発揮したエドウィン・チャドウィックは、自分の〝鼻〟を駆使してロンドンを歩き回った。市中の汚水溜めや地下室に溜まった排泄物の山からは、強烈な臭いが発せられている。

「あらゆるにおいは病気である。においが強烈であればあるほど急性の重い病いを引き起こす」というのが、彼の信念とも言える理論であり、彼の衛生行政の根幹はこの悪臭対策であった。彼は、市中の汚水溜めや汚物を円滑に除去し、臭いの元をなくすことが病気の発生を防ぐことになると信じた。

こうして、チャドウィックは1840年代前後に下水道行政のトップとして活躍すると、ついに1848年「不快除去および伝染病予防法」(通称コレラ法)を制定、新しい建物は既存の下水道に通じる排水管を取りつけることを義務化した。

この不快とは、主として排泄物のことである。こうして産業革命以降、爆発的に増えたロンドンの人口を背景に、多くの家の汚水と排泄物が、下水道を通じてテムズ川に流れ込むこととなった。この時代、下水処理のシステムはまだなく、汚水はそのままに川に流しこまれる。さらに上水は塩素消毒をされることなく、川や井戸の水がそのまま使われていた。

こうして、チャドウィックのコレラ法によって、街中の悪臭を放つ汚水溜めは少なくなったが、テムズ川の水質が急激に悪化し、テムズ川そのものが巨大な汚水溜めに変容してしまった。

ちょうど、スノウがコレラ菌の水媒介説を考えつき、その仮説の実証を集める機会を待っている間に、チャドウィックはコレラ菌を下水道を通じてテムズ川に流しこみ、その川の水を飲料とするロンドン市民がコレラ菌を経口摂取する仕組みを作り上げたことになる。ロンドンで1850年代にコレラで死んだ人間の多くは、その十年前にチャドウィックが下した決断の犠牲となったのも同じだった。1840年代のロンドンの公衆衛生行政は、このような皮肉な結果となったのである。

ジョン・スノウは、1813年にヨークシャーの労働者の長男として生まれている。真面目で物静かな子どもであったという彼は、一方で強い向上心を持ち、14歳のときに外科医の見習いとなる。この医師の徒弟時代にスノウは、キリングワース炭鉱内でのコレラの集団感染を経験した。これによって、スノウは、炭鉱労働者の劣悪な衛生状態を目の当たりにし、極貧労働者が強いられている社会的状況が背景となって、コレラの流行が起こってくるのではないかと考えるに至る。それは、理論というほどにはっきりしたものではなかったが、コレラは自然に広がるものではなく、社会環境や衛生状態が流行に関与するという思いが、17歳の彼の脳裏に残った。

スノウは、良い意味で野心のある少年だった。医師の徒弟となった後も、田舎の薬屋で終わるのをよしとせず、ロンドンの上級学校を目指した。ロンドンまで200マイルの道のりを歩いて、ハンテリアン医学校に入学する。ここで、薬剤師と外科医の免状を取り、1854年にコレラ禍に巻き込まれるブロード・ストリートのすぐ近くのフリス・ストリートで開業した。

ここは開業医が競合する界隈であったが、スノウは持前の観察力の鋭さ、頭の回転の速さ、さらに過去の症例を極めて良く覚えているという、並外れた記憶力とで、優秀な医師としてすぐに頭角を現した。無口で感情を外に表さず、患者に対して無愛想な医師ではあったが、開業はすぐに軌道にのった。

この頃から、スノウは、新聞に医学や公衆衛生に関する問題に対する所見を書くようになる。彼は、迷信やドグマに囚われず、未成熟な医学に批判的な目を向け、『ランセット』（医学雑誌）に他者の診療への批判記事を多数投稿するようになった。ビクトリア時代のあらゆる治療にアヘンチンキを乱用する等とした、医学診療への批判であった。当時のスノウの投稿論文は、医学の実に広い範囲にわたっており、臨床医としてのスノウの勤勉な姿勢が感じられる。

そして、スノウはさらに上級の学位を目指して、ロンドン大学の医学士の学位を取得、その1年後には医学博士の試験にも合格。ついにウェストミンスター医師会への加入を果たす。田舎の労働者の息子が自身の能力と努力で、破格の出世を成し遂げた瞬間だった。

こうして最上位の医師となったスノウではあったが、上流社会の金回りの良い客よりも、当時の医学に対する疑問や盲点を埋める答えを求め続けることに変わりはない。そして、彼の目は、当時の外科手術の重要課題である疼痛（とうつう）の管理として、麻酔法の確立に向けられることとなった。

1846年10月、米国ボストンのマサチューセッツ総合病院で、ウィリアム・モートン歯科医師が初のエーテル麻酔を使った公開治療を行った。この情報はすぐに海を渡り、2

か月後の年末には、ロンドンの歯科医が、同様のエーテル麻酔を使って抜歯を実演した。スノウもこの麻酔を見学した一人であった。

しかし、このエーテル麻酔は、大幅に痛みの感覚を抑えることはできたが、実際には患者によって、その効果にバラツキがあった。スノウは、すぐにエーテル麻酔の使用方法の改善に乗り出したのだった。

スノウはエーテル麻酔では用量の管理が重要と考え、気体の濃度が温度によって変動することから、エーテル蒸気の強度算出表を発表した。さらに外科器具製作者と共同で、エーテル蒸気吸入器を作った。器具を湯で温めておくと、その温度が金属コイルを通して、エーテルガスの温度になるという仕組みの器具で、医師は湯の温度管理だけをすれば良いという優れ物であった。

こうしてエーテルの温度管理ができるようになると、医師はエーテルの適正用量を確保できるようになった。驚くべきことに、スノウはこれらの仕事を抜歯の見学をしてから約一か月という短期間で成し遂げている。

さらに、その後の数か月で、彼は、エーテルがガスとして肺に入り、血液を回って神経を麻痺させるという作用機序までもを解明した。そして、次に麻酔剤としてクロロホルムが登場すると、スノウはその特性の研究にも触手を伸ばす。彼の自宅は、麻酔の研究に使う鳥やカエル、ネズミ等で、さながら動物園のようであったという。彼自身がガスを吸っては、意識を失って目覚めた時間を記録するという方法で、人体実験のデータも取った。このエーテルとクロロホルムの麻酔に精通したことで、スノウはさらなる道を拓くこととなる。

1853年、ビクトリア女王の8人目の子どもの出産において、スノウは麻酔医として指名された。女王の陣痛緩和にクロロホルムが使用され、お産は滞りなくうまくいった。こうして、スノウはビクトリア朝のロンドンの最上級の医師へと昇りつめる。

時は、産業革命後の最悪の時代とされた1840年代である。夥しい数の労働者が、低賃金に長時間労働で、栄養不足に陥り劣悪な衛生環境のスラムに暮らしていた。そこにコレラパンデミックがくり返しやってくる。誠実な研究者であり真面目な医師である彼の目は、やがて、激甚な被害をもたらすコレラの惨禍に向けられるのだった。

1848年、コレラが集団発生しているハンブルクから、ドイツの汽船エルベ号がロンドンに入港した。その乗組員が間貸し屋でコレラを発症、数時間後に死んだ。数日後、同じ部屋に泊まった男がコレラとなって、1週間後には周辺一帯に拡大、収束する2年後までに5万人が犠牲となった。

スノウは、この1848年のコレラ大流行の詳細な報告書を食い入るように読み込んでいた。スノウは、コレラの拡大は、瘴気説で説明することはできないと考えた。しかし、コレラは人と人との接近だけでうつる訳でもないのも事実だった。死にかけている患者と同室に居てもうつらないことがある一方、近くに住んでいるというだけで感染することがあるのがコレラであった。スノウは、この相反する2つの事象を繋ぐ何かがあると考えた。

そして、1849年半ば、スノウは、「コレラは被害者が摂取した未確認媒体によって引き起こされる病気であり、患者の排泄物に直接接触するか、それ以上に考えられるのは、排泄物で汚染された飲料水を通じて伝染する」という自説を打ち立てた。さらに「コレラを防ぐには衛生状態の改善が極めて重要だが、不衛生な空気そのものは病気とは無関係だ」として、瘴気説を否定する。これは、『コレラの伝播様式について』として自費出版され、同様の内容が「ロンドン・メディカル・ガゼット」誌にも掲載された。

しかし、医学界からは、否定的な論評を受けることとなる。そして、「これまでコレラが発生していない地区に疑わしい水を運び、その水を使った人が発症し、使わなかった人が感染を免がれる」という「決定的実験」が欠落しているという無理難題を押し付けられたのだった。

1854年、ソーホー地区でコレラ禍が発生すると、スノウは詳細な調査に乗り出し、感染地図を作り上げ、水媒介説を実証する。しかし、スノウの説が認められるのは、1858年の夏の猛暑によるロンドンの大悪臭において、疫病死亡者数に変化がなかったという、人口動態統計学者のウィリアム・ファーの集計した疫病死亡統計のデータが出てからであった。だが、スノウはこの朗報を待たずして、同年の6月に脳卒中で亡くなっていた。

今もロンドンを訪れる度に、スノウが探し求めた井戸のあった縁石に手を触れながら、この場所で真実を追い求めた彼を残された写真の姿とともに思いめぐらせている。H5N1型鳥インフルエンザからの新型インフルエンザをはじめとして、新たな感染症パンデミックの危機の叫ばれる21世紀。その対策のためにも、曇りなき目で真実を見極めることの大切さを彼が叫んでいるようにも思えるのである。

あとがき

感染症の大流行とそれが引き起こす社会や歴史への影響に強く惹かれるようになったのは、ドイツ留学時代でした。古い石造りの下宿の薄暗い照明の下で『病気の社会史』『死の風景』（ともに立川昭二著）を熟読したのを思い出します。そして、そう思って歩いてみれば、ヨーロッパの古い街には、そこかしこに感染症の惨禍をしのばせる跡が残っていたのでした。

私の住んだマールブルクにも、ハンセン病の救いの神とされるエリーザベトの眠る古い教会があります。下宿の窓を開けると、目の前にその壮麗な教会の塔があり、鐘の音が響き渡って聞こえてきます。この教会の石柱は、中世から数世紀を経てハンセン病やペスト、さまざまな疫病や戦争の中で懸命に生きた人々の心を受け止めてきたのでした。

伝染病が猖獗する中で、極限にまで追いつめられた人々の精神と崩れて行く社会、変わりゆく文化や芸術、ときに歴史をも動かした史実を知ることは、公衆衛生を職務とした私には心に刺さる思いがありました。それは、私にとって感染症への新たな見方でもあったように思います。

以降、私は実験のかたわら、多くの書物を読み、ラテン語を学び、ドイツの街にその史跡を探し求めました。やがて、ただヨーロッパらしい美しい風景として眺めて通り過ぎた場所に、時おり胸を締め付けられるような思いで立ち止まるようになったのは、この土地の病からのひとかけらを私が学び知るようになったからでしょうか。

帰国後、私は、H5N1型鳥インフルエンザからの新型インフルエンザ対策にも関わることとなりました。ヒトにも鶏にも全身感染を引き起こし、強い病原性のため高い致死率を示す、このH5N1型高病原性鳥インフルエンザが世界の広い地域に拡大しています。2015年8月現在では、前年のエボラ出血熱の流行で疲弊した西アフリカ諸国で家禽に流行を起こしています。この鳥インフルエンザが遺伝子変異を起こして、強毒性新型インフルエンザとなった場合には、スペイン・インフルエンザ以上の被害が出ると想定されます。

現代の感染症は、ひとたび発生すれば、瞬く間に世界的流行を起こしやすい社会環境が整っています。地理的には遠国で発生した新しい感染症であっても、高速大量輸送時代を背景に航空機で短期間に国内侵入し、大都市圏を中心に発達した鉄道網と道路網で瞬時に拡散して行きます。人口が集中した首都圏ではすぐに流行が拡大し、夥しい人々が同時感染を起こします。そして、患者が殺到した病院では医療従事者が院内感染して倒れ、先進医療を誇る日本であっても医療サービスの継続は極めて困難となるでしょう。物流業者の多くに感染者が出れば、医薬品、生活必需品も涸渇することも考えられます。自給自足の残っていた大正年間のスペイン・インフルエンザの時であってさえ、餓死者が出た事実を私たちは振り返らねばなりません。感染症の流行形態は、病原体と宿主だけでなく、その社会環境に色濃く影響されて形作られます。現代は、感染症、とくに飛沫や飛沫核で伝播する呼吸器感染症に極めて脆弱な社会環境ができあがっていることを認識しなければなりません。このような〝社会環境と感染症流行の形態の変容〟も、立川昭二北里大学名誉教授の研究から、学んだことでした。そして、私は、人類の英知によって、感染症流行の〝形〟を変えることができるのではないかと考えました。それが、ワクチン接種や薬の備蓄、対策計画の策定や感染症教育の実践であると思ったのです。

感染症の流行による大災害をいかに減災できるのか、その感染症対策に働いている中で、十年以上も続けている連載の一部が本書となりました。元『ヘルシスト』編集長の鏑木長夫氏、予防医学事業中央会の畠腹正明氏、そして、日本評論社の佐藤大器氏に深く感謝いたします。また、私にマールブルク大学医学部ウイルス学研究所への留学の機会を与えてくださいました皆様とアレクサンダー・フォン・フンボルト財団に感謝いたします。そして、御指導を賜った先生方に深く御礼を申し上げたいと思います。

二〇一五年　初秋　　岡田晴恵

参考図書

幸田文著『おとうと』中央公論社、1957
デュボス著、田多井吉之介訳『健康という幻想——医学の生物学的変化』紀伊國屋書店、1964
ジンサー著、橋本雅一訳『ねずみ・しらみ・文明——伝染病の歴史的伝記』みすず書房、1966
J・ホイジンガ著、堀越孝一訳『中世の秋（世界の名著55）』中央公論社、1967
ミシュレ著、篠田浩一郎訳『魔女（上）』現代思潮社、1967
弓削達著『ローマ帝国とキリスト教（世界の歴史5）』河出書房新社、1968
石牟礼道子著『苦海浄土——わが水俣病』講談社、1969、講談社文庫、2004
鯖田豊之著『ヨーロッパ中世（世界の歴史9）』河出書房新社、1969
アルベール・カミュ著、宮崎嶺雄訳『ペスト』新潮社、1969
森島恒雄著『魔女狩り』岩波新書、1970
小笠原孤酒著『吹雪の惨劇（第一部、第二部）』銅像茶屋、1971、1974
立川昭二著『病気の社会史——文明に探る病因』NHKブックス、1971、岩波現代文庫、2007
原田正純著『水俣病』岩波新書、1972
幸田文著『闘』新潮社、1973
シゲリスト著、松藤元訳『文明と病気（上、下）』岩波書店、1973、1976

阿部謹也著『ハーメルンの笛吹き男――伝説とその世界』平凡社、1974
樺山紘一著『ルネサンス周航』青土社、1979
立川昭二著『死の風景――歴史紀行』朝日新聞社、1979、講談社学術文庫、1995
角山栄、川北稔編『路地裏の大英帝国――イギリス都市生活史』平凡社、1982
立川昭二著『病いと人間の文化史』新潮社、1984
W・H・マクニール著、佐々木昭夫訳『疫病と世界史』新潮社、1985
クリストファー・ヒバート著、横山徳爾訳『ロンドン――ある都市の伝記』北星堂書店、1988、朝日選書、1997
小澤俊夫著『グリム童話の誕生――聞くメルヒェンから読むメルヒェンへ』朝日選書、1992
角山栄、川北稔、村岡健次著『産業革命と民衆（生活の世界歴史10）』河出書房新社、1992
ジャン＝ピエール・ドレージュ著、吉田良子訳『シルクロード――砂漠を越えた冒険者たち』創元社、1992
立川昭二著『神の手　人の手――逆光の医学史』人文書院、1995
山崎岐男著『孤高の科学者――W・C・レントゲン』医療科学社、1995
種村季弘著『パラケルススの世界』青土社、1996
ヒポクラテス原典、常石敬一訳『ヒポクラテスの西洋医学序説』小学館、1996
フレデリック・F・カートライト著、倉俣トーマス旭、小林武夫訳『歴史を変えた病』法政大学出版局、1996
武田徹著『「隔離」という病い――近代日本の医療空間』講談社、1997
ピエール＝マリー・ボード著、佐伯晴郎監修、田辺希久子訳『キリスト教の誕生』創元社、1997

青木康征著『海の道と東西の出会い』山川出版社、1998
井上栄著『感染症の時代――エイズ、O157、結核から麻薬まで』講談社現代新書、2000
高橋友子著『捨児たちのルネッサンス――15世紀イタリアの捨児養育院と都市・農村』名古屋大学出版会、2000
立川昭二著『いのちの文化史』新潮社、2000
ジャレット・ダイアモンド著、倉骨彰訳『銃・病原菌・鉄――1万3000年にわたる人類史の謎（上、下）』草思社、2000
エンゲルス著、浜林正夫訳『イギリスにおける労働者階級の状態（上、下）』新日本出版社、2000
福田眞人著『結核という文化――病の比較文化史』中公新書、2001
澤井繁男著『ルネサンス』岩波ジュニア新書、2002
早川智著『ミューズの病跡学（I、II）』診断と治療社、2002、2004
ノーマン・F・カンター著、久保儀明、楢崎靖人訳『黒死病――疫病の社会史』青土社、2002
青木正和著『結核の歴史――日本社会との関わりその過去、現在、未来』講談社、2003
立川昭二著『生と死の美術館』岩波書店、2003
松村昌家著『十九世紀ロンドン生活の光と影――リージェンシーからディケンズの時代へ』世界思想社、2003
森まゆみ著『こんにちは一葉さん――明治・東京に生きた女性作家』日本放送出版協会、2003
ビルギット・アダム著、瀬野文教訳『王様も文豪もみな苦しんだ性病の世界史』草思社、2003
大村次郷著『遺跡が語るアジア』中公新書、2004

岡田晴恵著『人類vs感染症』岩波ジュニア新書、2004
濱田篤郎著『疫病は警告する――人間の歴史を動かす感染症の魔力』洋泉社、2004
浜本隆志著『魔女とカルトのドイツ史』講談社学術文庫、2004
キアーラ・フルゴーニ著、三森のぞみ訳『アッシジのフランチェスコ――ひとりの人間の生涯』白水社、2004
J・ル=ゴフ著、池田健二、菅沼潤訳『中世とは何か』藤原書店、2005
内田博文著『ハンセン病検証会議の記録――検証文化の定着を求めて』明石書店、2006
J・ル=ゴフ著、池田健二、菅沼潤訳『中世の身体』藤原書店、2006
茨城保著『まんが医学の歴史』医学書院、2008
サンドラ・ヘンペル著、杉森裕樹、大神英一、山口勝正訳『医学探偵ジョン・スノウ――コレラとブロード・ストリートの井戸の謎』日本評論社、2009
ルチャーノ・ステルペローネ著、小川熙訳『医学の歴史』原書房、2009
小谷太郎著『人類を変えた科学の大発見』中経の文庫、2010
天野知恵子著『子どもたちのフランス近現代史』山川出版社、2013
岡田晴恵著『感染症とたたかった科学者たち――情熱とひらめきが命を救った！』岩崎書店、2013
岡田晴恵著『なぜ感染症が人類最大の敵なのか？』ベスト新書、2013
岡田晴恵著『エボラvs人類 終わりなき戦い』PHP新書、2014

初出一覧

第I部　パラケルススの黒い森

1. 宿という名の病院『予防医学ジャーナル』※2015年9月号
2. パラケルススの黒い森『ヘルシスト』※※2005年11-12月号
3. インノチェンティ捨児養育院　小児科学の芽ばえ『ヘルシスト』2006年1-2月号
4. 振り返る瞳『ヘルシスト』2006年3-4月号
5. 与謝野晶子とスペイン・インフルエンザ『ヘルシスト』2006年5-6月号
6. 一葉と肺結核『ヘルシスト』2006年7-8月号
7. ピエタに祈る　ボルドーの記憶『ヘルシスト』2006年11-12月号
8. アンネ・フランクと発疹チフス『ヘルシスト』2007年1-2月号
9. フランツ・シューベルトと梅毒『ヘルシスト』2007年3-4月号
10. プラハのユダヤ人墓地『ヘルシスト』2007年5-6月号
11. 『櫂』に読むスペイン・インフルエンザ『ヘルシスト』2007年7-8月号
12. グリムの伝承の世界『ヘルシスト』2007年9-10月号
13. 煙突掃除夫のがん『ヘルシスト』2008年1-2月号
14. モーツァルトのマルクス墓地『ヘルシスト』2008年3-4月号
15. 向田邦子の桜島『ヘルシスト』2008年5-6月号
16. プラハのマリオネット劇場『ヘルシスト』2008年7-8月号
17. ドナウのくさり橋『ヘルシスト』2008年11-12月号
18. ブダペストの泣き柳『ヘルシスト』2009年1-2月号
19. 幸田文『おとうと』の結核『ヘルシスト』2009年5-6月号
20. セントルイスの新型インフルエンザ『ヘルシスト』2009年7-8月号
21. ブルージュの施療院『ヘルシスト』2009年9-10月号
22. 不治の病人の病院とレデントーレ教会『ヘルシスト』2005年9-10月号

第II部　クリスマス・キャロルのロンドン社会

1. クリスマス・キャロルのロンドン社会『予防医学ジャーナル』2010年5月号
2. ウィーン　ペストの記憶『予防医学ジャーナル』2010年7月号
3. マールブルク　公衆衛生の精神『予防医学ジャーナル』2010年11月号
4. 昭和20年8月3日　甲州街道の少年『予防医学ジャーナル』2011年1月号
5. アッシジのフランチェスコ『予防医学ジャーナル』2011年7月号
6. 偉人秦佐八郎に学ぶ『予防医学ジャーナル』2012年1月号
7. 手洗いの必要性　センメルワイスの塩素水『予防医学ジャーナル』2012年9月号
8. 八甲田山　雪中行軍の教訓『予防医学ジャーナル』2013年3月号
9. アガサ・クリスティの描く先天性風疹症候群『予防医学ジャーナル』2013年9月号
10. 不知火海沿岸、水俣で起こったメチル水銀中毒事件から半世紀を超えて『予防医学ジャーナル』2014年3月号
11. レントゲン　清貧を貫いた生涯と不滅の業績『予防医学ジャーナル』2014年5月号
12. 破傷風の話　東日本大震災の記憶から『予防医学ジャーナル』2014年9月号
13. エボラウイルス病　スーダン綿工場で発生した奇病の正体『予防医学ジャーナル』2015年1月号
14. ジョン・スノウの「感染地図」『予防医学ジャーナル』2015年5月号

※公益財団法人予防医学事業中央会機関誌
※※(株)ヤクルト本社発行の健康情報誌

岡田晴恵（おかだ・はるえ）
1963年生まれ.共立薬科大学（現・慶應義塾大学薬学部）大学院薬学研究科修士課程修了,順天堂大学大学院医学研究科博士課程中退,医学博士.厚生労働省国立感染症研究所ウイルス第三部研究員,（社）日本経済団体連合会21世紀政策研究所シニア・アソシエイトなどを経て,現在,白鷗大学教育学部教授.専門は感染免疫学,ワクチン学.
著書に『人類vs感染症』（岩波ジュニア新書）,『感染爆発にそなえる――新型インフルエンザと新型コロナ』（共著,岩波書店）,『強毒型インフルエンザ』（PHP新書）,『なぜ感染症が人類最大の敵なのか?』（ベスト新書）,『感染症とたたかった科学者たち』（岩崎書店）,『うつる病気のひみつがわかる絵本シリーズ』（ポプラ社）,『学校の感染症対策』（東山書房）ほか多数.

病（やま）いと癒（いや）しの人間史（にんげんし） ペストからエボラウイルスまで
2015年10月25日 第1版第1刷発行
2023年5月1日 第1版第2刷発行

著　者　岡田晴恵
発行所　株式会社日本評論社
〒170-8474 東京都豊島区南大塚3-12-4
電話 03-3987-8621（販売） 03-3987-8599（編集）
印　刷　精文堂印刷
製　本　井上製本所
ブックデザイン　原田恵都子（Harada+Harada）
 ISBN978-4-535-98432-5